中医非物质文化遗产临床经典读本

炮炙全书

日·稻生宣义 著

成 莉 校注

中国医药科技出版社

图书在版编目（CIP）数据

炮炙全书/（日）稻生宣义著：成莉校注.—北京：中国医药科技出版社，
2012.1（2025.1重印）

（中医非物质文化遗产临床经典读本）

ISBN 978 – 7 – 5067 – 5266 – 4

Ⅰ. ①炮…　Ⅱ. ①稻…　②成…　Ⅲ. ①中药炮制学　Ⅳ. ①R283

中国版本图书馆 CIP 数据核字（2011）第 235011 号

版式设计　　郭小平

出版　　中国医药科技出版社
地址　　北京市海淀区文慧园北路甲 22 号
邮编　　100082
电话　　发行：010 – 62227427　　邮购：010 – 62236938
网址　　www. cmstp. com
规格　　710 × 1020mm ¹⁄₁₆
印张　　7 ½
字数　　82 千字
版次　　2012 年 1 月第 1 版
印次　　2025 年 1 月第 3 次印刷
印刷　　三河市万龙印装有限公司
经销　　全国各地新华书店
书号　　ISBN 978 – 7 – 5067 – 5266 – 4

定价　15. 00 元

本社图书如存在印装质量问题请与本社联系调换

内容提要

　　《炮炙全书》为日本稻生宣义所撰。稻生宣义（公元 1655～1715 年）生于日本江户，名宣义（又称义），字彰信，通称正助，又称稻生若水，著有《庶物类纂》，以本草学家著称。该书刊印于日本元禄十五年（公元 1702 年），参阅中国历代本草、方书及农书、博物志和经、史、方志等古籍撰成。全书共四卷，共收药四百七十四种，分为草、谷、菽、造酿、蔬、果、木、竹、鳞、介、羽、毛、虫、金石、水、火、土等十七类。每药记述药性、药材质量鉴别、炮炙方法、药物配伍和禁忌，又结合日本土药材，记述药材产地、采收及其市售、真伪鉴别等内容。今以中国中医科学院图书馆收藏日本元禄十五年壬午（公元 1702 年）平安书坊和大和屋重左卫门刻本进行点校，供对中药炮制有兴趣的读者参阅。

出版者的话

　　中华医学源远流长，博大精深。早在两汉时期，中医就具备了系统的理论与实践，这种系统性主要体现在中医学自身的完整性及其赖以存续环境的不可分割性。在《史记·扁鹊仓公列传》中就明确记载了理论指导实践的重要作用。在中医学的发展过程中，累积起来的每一类知识如医经、方剂、本草、针灸、养生等都是自成系统的。其延续与发展也必须依赖特定的社会人文、生态环境等，特殊的人文文化与生态环境正是构成中医学地域性特征的内在因素，这点突出体现在运用"天人合一"、"阴阳五行"解释生命与疾病现象。

　　但是，随着经济全球化趋势的加强和现代化进程的加快，我国的文化生态发生了巨大变化，中国的传统医学同许多传统文化一样，受到了严重冲击。许多传统疗法濒临消亡，大量有历史、文化价值的珍贵医药文物与文献资料由于维护、保管不善，遭到损毁或流失。同时，对传统医药知识随意滥用、过度开发、不当占有的现象时有发生，形势日益严峻。我国政府充分意识到了这种全球化对本民族文化造成的冲击，积极推动非物质文化遗产保护。2005 年《国务院办公厅关于加强我国非物质文化遗产保护工作的意见》指出："我国非物质文化遗产所蕴含的中华民族特有的精神价值、思维方式、想象力和文化意识，是维护我国文化身份和文化主权的基本依据。"

　　中医药是中华民族优秀传统文化的代表，是国家非物质文化遗产保护的重要内容。中医古籍是中医非物质文化遗产最主要的载体。杨牧之先生在《新中国古籍整理出版工作的回顾与展望》一文中说："古代典籍是一个民族历史文化的重要载体，传世古籍历经劫难而卓然不灭，必定是文献典籍所蕴含精神足以自传。……我们不能将古籍整理出版事业仅仅局限于一个文化产业的位置，要将它放到继承祖国优秀文化传统、弘扬中华民族精神、建设有中国特色的社会主义的高度来认识，从中华民族的文化传统和社会主义精神文明建设的矛盾统一关系中去理解。"《保护非物质文化遗产公约》指出要"采取措施，确保非物质文化遗产的生命力，包括这种遗产各个方面的确认、立档、研究、保存、保护、宣传、承传和振兴"。因此，立足于非物质文化遗产的保护，确立和展示中医非物质文化遗产博大精深的内容，使之得到更好的保护、传承和利用，对中医古籍进行整理出版是十分必要的。

而且，中医要发展创新，增强其生命力，提高临床疗效是关键。而提高临床疗效的捷径，就是继承前人宝贵的医学理论和丰富的临床经验。在中医学中，经典之所以不朽是因其经过了千百年临床实践的证明。经典所阐述的医学原理和诊疗原则，已成为后世医学的常规和典范，也是学习和研究医学的必由门径，通过熟读经典可以启迪和拓宽治疗疾病的思路，提高临床治疗的效果。纵观古今，大凡著名的临床家，无不是在熟读古籍，继承前人理论和经验的基础上成为一代宗师的。因此，"读经典做临床"具有重要的现实意义。

意识到此种危机与责任，我社于 2008 年始，组织全国中医权威专家与中医文献研究的权威机构推荐论证，按照"中医非物质文化遗产"分类原则组织整理了本套丛书。本套丛书包括《中医非物质文化遗产临床经典读本》（第一批 70 种，第二批 30 种）与《中医非物质文化遗产临床经典名著》（第一批 30 种，第二批 20 种）两个系列，共 150 个品种。其所选书目精当，涵盖了大量为历代医家推崇、尊为必读的经典著作，也包括近年来越来越受关注的，对临床具有很好指导价值的近代经典作品。

本次整理突出了以下特点：①力求准确：每种医籍均由专家遴选精善底本，加以严谨校勘，为读者提供准确的原文。②服务于临床：在书目选择上重点选取了历代对临床具有重要指导价值的作品。③紧密围绕中医非物质文化遗产这一主题，选取和挖掘了很多记载中医独特疗法的作品，尽量保持原文风貌，使读者能够读到原汁原味的中医经典医籍。

期望本套丛书的出版，能够真正起到构筑基础、指导临床的作用，并为中国乃至世界，留下广泛认同，可供交流，便于查阅利用的中医经典文化。

本套丛书在整理过程中，得到了作为本书学术顾问的各位专家学者的指导和帮助，在此表示衷心的感谢。本次整理历经数年，几经修改，然疏漏之处在所难免，敬请指正。

中国医药科技出版社

2011 年 12 月

校注说明

《炮炙全书》为日本稻生宣义所撰。稻生宣义（公元 1655～1715 年）生于日本江户，名宣义（又称义），字彰信，通称正助，又称稻生若水。从父稻生恒轩学医、木下顺庵习儒。后应前田纲纪之召，任加贺金泽藩儒，著有《庶物类篡》，以本草学家著称。该书刊印于日本元禄十五年（公元 1702 年），参阅中国历代本草、方书及农书、博物志和经、史、方志等古籍撰成。前有元禄二年（公元 1689 年）贝原益轩序，并附参考书目二百八十六种。全书共四卷，共收药四百七十四种，分为草、谷、菽、造酿、蔬、果、木、竹、鳞、介、羽、毛、虫、金石、水、火、土等十七类。每药记述药性、药材质量鉴别、炮炙方法、药物配伍和禁忌，又结合日本本土药材，记述药材之产地、采收及其市售、真伪鉴别等内容。

据《中国中国古籍总目》记载，国内目前仅有日本元禄十五年来平安书坊大和屋重左卫门刻本一个版本。今以中国中医科学院图书馆收藏日本元禄十五年壬午（公元 1702 年）平安书坊大和屋重左卫门刻本进行点校。

校勘体例说明：

一、本书采用横排，简体，现代标点。版式变更造成的文字含义变化（如"右药"改作"上药"），径改，不出注。

二、该书药名有与今通行之名用字不同者，根据《中药大辞典》改成通行之名（如"黄蘖"改作"黄柏"、"旋复花"改作"旋覆花"、"石南叶"改作"石楠叶"、"乌稍蛇"改作"乌梢蛇"、"山慈姑"改作"山慈菇"等）。

三、目录与正文有出入时，依据其实际内容予以调整，径改，不出注。

四、凡通假字、异体字、俗写字，均径改作正体字（如"然灯"改作"燃灯"、"句陈"改作"勾陈"等），不出注。凡显系笔误或误用之字（如

"曰"误作"日"、"以"误作"己"、"土"误作"上"等），径改，不出注。

鉴于点校者水平有限，不妥之处敬请广大读者批评指正。

校注者

2011 年 5 月

叙

先正曰：一草一木亦皆有理，不可不察，夫以物理之学亦大乎哉！其粗者，正名称，辨真假，而多识鸟、兽、草、木，是知其质也。其精者，通晓其功能，分别其良毒，洞察资用之方，其效验可以安危，起死而疗民瘼，乃人生日用之急务，而化育之所不及者，亦赖之以赞助。然则晏子良医与良相埒之语亶有以哉，盖谓其与燮理同功而已。其学焉者，当以本草为要，而后该览于群书，然本草亦不易读，何也？群品之殊质，众物之异性，非卤莽灭裂之学所能精详也。吾夙好此学，其志甚恳然。□本邦精斯学者几希，且吾僻在逅陬，恨难逢其识者。都人稻若水，业经之余暇，好穷物理，善读本草，且旁搜广访，多识于草、木、虫、鱼者，亦孔精详。吾顷客于中州，与之讨论、咨询，而辨是非，决嫌疑，品物得其实者不可选记，可谓得其人也。观其所著《炮炙全书》，订正于世医之讹谬，旌别于药铺之赝，罔而穷究古人修制之法，兼辨真假。审采用，又编录《采药独断》、《食物传信》等书，俱可为时师法绳焉，庶乎有裨于生养矣。岂与世之夸诩无用之辨，藻饰浮靡之言可同日而谈耶！予叹赏之余，聊述其所识，以弁其首，念诸观者云。

元禄己巳端午日
筑前州后学贝原笃信书

凡　例

一、凡药品见于古今本草者，殆二千种矣。善用药者当多多益善，今此不能殚述，第选择医方当用之药，究极古法制治之宜，兼辨真假，又审采取，此即疗者之必不可缺者，分以其属从焉。余非必用之药，及世之所罕识，与力之难能致者，存而不论。

二、夫物之难识者，为其名之难明也。名之难明者，五方之名既不同，而古今之言亦自别矣。至其名齐实异者，则愈益淆乱，似之而非者，复易相紊，苟非详著形状，细谭名谓，则其有不因名迷实者鲜矣。遍观近时所行于世，释草木昆虫之书，妄造其名，驾以孟浪之说，皆非耳目见闻之实论。如白羊鲜则曰羊草，刘寄奴则曰唐帝草，尤不足以考信也。凡如此之类，一皆削去不载，惟物之传讹者，市肆饰伪者，备书以质于世之周知者。

三、畏、忌、制、使，物性自然，非可以意求者，俱考诸家本草并所闻采入，俾得遵守。

四、次序不悉从本草，今就所见稍加移正。尚未确认者，一仍其旧不革。

五、本草一书，民命所系，凡学之者，务在识真，不比他书，惟求其说而可也。时获古今名物之书阅之，率多疏妄，其传讹袭非久矣。夫药品称谓一违，则力用全乖，若有误服，遗害非浅，余窃叹焉！乃于治经余暇，又有志于鸟兽草木之学，不问飞潜动植，皆欲究其性情，于是翩然自往，攀援上下，于深山穷谷，荒陂野草之间，撷林卉，拾涧实，洪纤细大，无物不察。至其生于远地遐方，而余之足迹所未及者，则必得访之四方，达观博物之客，以殚究其灵草神木所在矣。竟不自揣，博采众书及献民之说，断以己意，颇能撰次，题曰《采药独断》，状其形质，疏其花实，珍宝奇物，皆有所纪，而旁及方俗所呼，庶几名实不爽，可为来者之镜俟。其就绪又当嗣刻以问世。

元禄己巳二月初一日稻某识

《炮炙全书》参考书目

太平御览　神农本经会通　药性奇方　本草汇笺　证类本草　本草纲目　本草经疏　炮炙大全　药性要略　本草约言　本草洞诠　日用本草　食物本草　本草汇　本草选　药性解　广笔记　药性纂要　本草备要　本草纲目类纂必读　桐君药录　张元素珍珠囊　本草衍义补遗　本草蒙筌增辑　新增本草原始　本草纲目纂要　食物本草纲目　补注药性大全　仁寿堂药镜　药性赋大全　救荒本草　仙制本草　和剂局方　局方发挥　素问启玄子注　素问马玄台注　灵枢马玄台注　张介宾类经注　伤寒论成无己注　证治准绳　古今医统　医学纲目　济阴纲目　医宗必读　伤寒六书纂要　圣济总录纂要　周礼注疏　礼记注疏　诗经注疏　尔雅注疏　史记评林　前汉书评林　格致余论　卫生方　医宗粹言　轩岐救正录　奇效医述　薛立斋医案　医学入门　三玄延寿书　东医宝鉴　计补易简备验方　伤寒补注辨疑　外台秘要方　诗经大全　诗经说约　诗经备考　诗经世本古义　毛诗草木鸟兽虫鱼疏　六家名物疏　文选六臣注　文选纂注　西京杂记　淮南子　山海经　水经注　吕氏春秋　抱朴子　三才图会　月令广义　潜确类书　齐民要术　酉阳杂俎　酉阳杂俎续集　焦氏类林　焦氏笔乘　焦氏笔乘续集　洪容斋五笔　毛诗陆疏广要　通志略　杨子方言　新增格古要论　太平广记　农政全书　汇苑详注　典籍便览　事文类聚　圆机活法　群书纂要　字汇　续字汇　尔雅翼　小尔雅　逸雅　广雅　埤雅　李肇国史补　辍耕录　齐东野语　琅邪代醉　闽中记　居家必用　桂海志　临海水土记　真腊风土记　临海异物志　洛阳花木志　魏王花木志　园林草木疏　南方草木状　楚辞芳草谱　益部方物略记　宛委余篇　墨客挥犀　博物志　续博物志　梦溪笔谈　五杂俎　段公路北石录　程羽文花小名　屠本畯野菜笺　王鸿渐野菜谱　高濂野蔌品　戴凯之竹谱　刘美之续竹谱　僧赞宁笋谱　柳贯打枣谱　郭橐驼种树书　俞宗本

种树书　郭义恭广志　沈怀远南越志　物类相感志　金漳兰谱　王氏兰谱　刘蒙菊谱　史正志菊谱　菊谱百咏图　陈翥桐谱　范成大梅谱　陈思海棠谱　荔枝谱　龙眼谱　香谱　名香谱　禽经　兽经　古玩品　珍珠船　陆羽茶经　顾元庆茶谱　欧阳公洛阳牡丹记　周氏洛阳牡丹记　牡丹八书　杨州芍药谱　韩彦直橘录　俞宗本种药疏　王仲遵花史　高濂珍异药　学圃杂疏　岭表录异　溪蛮丛笑　药圃同春　海味索隐　山家清供　遁园居士鱼品　盛弘之荆州记　顾微广州记　刘欣期交州记　冯时可茶录　许次忬茶疏　罗顺茶解　陆树声茶寮记　徐献忠水品　田艺蘅煮泉小品　泉南杂志　居山杂志　八种画谱　蠢海集　楚辞集注　楚辞辨证　柳子厚集　吴草芦集　闽书　大明一统志　兴化府志　泉州府志　永嘉郡记　大业杂记　四时宜忌　归田录　清异录　资暇录　异鱼图赞　黄衷海语　姚宽丛语　古今录验　丹铅总录　何首乌录　彰明附子记　中华古今注　退斋雅闻录　金华府志　大原府志　平阳府志　宁波府志　汝南府志　严州府志　真定府志　南昌府志　松江府志　邵武府志　汀州府志　河间府志　衢州府志　莱州府志　广西通志　广东通志　浙江通志　衡岳志　补陀山志　仙都志　福清志续略　通州府志　吉安府志　衮州府志　淮南府志　镇江府志　漳州府志　福州府志　常熟县志　余姚县志　宜兴县志　江阴县志　嘉兴县志　惠安县志　南阳郡志　赤城新志　罗山县志　海盐县志　八闽通志　秦州记　北堂书钞　白孔六帖　相牛经　草木子　郑夹漈尔雅注　通雅　正字通　群芳谱　涌幢小品　癸辛杂识续集　癸辛杂识别集　挥尘录　老学庵笔记　致富全书　增定致富奇书　便民图纂　庶物异名疏　艺文类聚　天中记　事言要玄　留青日扎　周南林类书纂要　古学汇纂　说文解字　少补韵会　茅亭客话　避暑录话　琅环记　鹤林玉露　曾订广舆记　华夷花木鸟兽珍玩考　物理小识　瀛涯胜览　瀛涯胜览集　星槎胜览

2

目录

目
录

目
录

目
录

7

目录

卷第一

草之属

人参

甘、微苦，温。要肥大块如鸡腿并似人形，黄色者，去芦头用。茯苓、马兰为使，恶卤咸、皂荚、黑豆，反藜芦，畏五灵脂，动紫石英。

人参连皮者黄润，色如防风。去皮者坚白如粉。其似人形者谓之孩儿参，尤多赝伪。频见风日则易蛀，惟纳瓦罐，杂细辛密封可留经年。市之货者赝品立名曰"土佐向"，单股人参也。世医土佐道寿药物，必要上好人参，非单股不使，故坊间以好人参名"土佐向"，趋向道寿之义也。曰扎，虽大皆用数片合而成之，其功力反不及小者也。曰碎，皆人参碎条及拣出于芦参、参须之中者也。曰参须，其根头细毛也。曰浮，以人参完浸煎取汁，晒干复售者也，又名之服，本草所谓汤参也。浮者，轻匏之谓，服者取汁而服之义也。又有实铅假重者，俱不任用。曰小人参，始生萨摩州，今处处有之，三丫五叶，四五月有花，细小，紫白色，结子，生青熟红，根横生，状如竹节，味甚苦，其须嚼之甘苦，气味微与人参相近，又名之三枝五叶草，其苗叶花实，虽与《图经》三丫五叶之说相合，然根形迥然不同，凡物有似之而非者，此物决非真人参也。人多有以甘草汤浸煮代人参用者，尤为不可也。天和二年，朝鲜国来聘时，有人以此草问之，彼国医者曰：此百济人参也。按《东医宝鉴》云：人参中心生一茎，与桔梗相似。又不言别有此种，朝鲜来人言多谬妄，不可凭信也。曰唐人参，自清来货者，味甘微苦，惟要透明似肉，近芦有横纹者则假参，自不得紊之。凡用，宜择重实者，此皆藏于市肆者也。又人间有萨摩人参者二种，一种叶似蛇床、胡萝卜辈，根形如人参；一种其叶颇似秋罗叶而狭长，开细红花，结小蒴儿。又别有名人参者，相传加藤清正征朝鲜，得其种以归，气味似胡萝卜，苗叶嫩时可作蔬食。又加贺州白山产一种草，土人谓之人参，其根大如指许，气味如当归，俱虽非人参，盖亦草中之佳品也。此外滥名者多有之。近人又种防葵以为人参也，采其根蒸造，足以混真也。或又有以白芷根造作者，亦能易紊之。凡此类，若令误服，遗害非浅，故详辨种类以正其讹。人参本不言忌铁器，李子郁始著之。盖亦因金克木之义而为之说尔，不必在忌列。

参芦

苦，温。

黄芪

甘，微温。选单股不歧，色润，柔软，肉心黄，甘甜近蜜者，去头，刮皮，以蜜水涂炙，亦有以酒或盐酒炒之。茯苓为使，恶龟甲、白鲜皮。

近时有富士黄芪，即生富士山者，甲斐越中诸州皆有之，亦佳。但须选肥润味甘者，折之坚脆及多歧，俱不堪用。

甘草

甘、平，生寒，炙温。选壮大紧纹者，刮去皮，补中宜炙用，泻火宜生用。梢、节、头三者皆生用。白术、苦参、干漆为使，恶远志，反大戟、芫花、甘遂、海藻，忌猪肉。

甘草今甲斐州地方山皆有之。

沙参

淡、甘，微寒。去头，剉用。恶防己，反藜芦。

今之县钟人参是也，市中误当荠苨，别采蔓参根充沙参，用者宜审。又有唐沙参，乃蒸造者，谓之紫沙参。人多焙用代人参，然其气味功力殊异乎人参，以此代用，诚为不胜其任矣。沙参处处多有之，八九月宜收。又有细叶沙参，盖一类二种也。

荠苨

甘，寒。去芦头用。

肆中以沙参充荠苨，非是真荠苨。丹后州鹿崎山多有之，具《采药独断》中。

桔梗

苦、辛，平。去芦，微炒。畏白及、龙胆草，伏砒，忌猪肉。

葳蕤

甘，平。洗，剉，微炒，或以竹刀刮去节皮，蜜水浸，蒸，焙用。畏卤咸。

肆中人名地黄样黄精者是也。以肥润而大为佳，夏月采者不堪用。

按：葳蕤增长阳气，与人参同力，一切不足之证可以代人参，但不可与五味子同用耳。

黄精

甘，平。九蒸九晒。味甚甘美。服食黄精者忌食梅实。

苗叶与葳蕤相似，根如白及，多生北方山中，大者苗高五六尺，根如拳。

知母

辛、苦，寒。拣肥润里白者，竹刀去毛，切。勿令犯铁器。

引经上行，用酒浸，焙，下行盐水润，焙。得黄柏、酒良，伏盐、硼砂。

肉苁蓉

甘、酸、咸，温。皮如松梢，有鳞甲，形柔软如肉。酒浸一宿，刷去浮甲，劈破中心，去白膜一重，焙干用，或酥炙得所。

李中立曰：肉苁蓉，肥大柔软者佳，干枯瘦小者劣。今人多以金莲根、草苁蓉、嫩松梢，盐润充之贾利，用者宜审。

锁阳

甘、咸，温。酒润，焙。

陶九成《辍耕录》云：锁阳，生鞑靼田地，发起如笋，上丰下俭，鳞甲栉比，筋脉联络，绝类男阳，即肉苁蓉之类。土人掘取，洗涤去皮，薄切晒干，以充药货，功力百倍于苁蓉。

天麻

甘、辛，平。洗净，以酒浸一日夜，湿纸包，糠火中煨熟，取出切片，焙用。破开，明亮坚实者佳。

白术

苦、甘、辛，温。去芦，炒用。防风、地榆为使，忌桃、李、菘菜、青鱼、雀肉。

苍术

辛烈、苦，温。焙用。使、忌同白术。

二术留皮者，当以米泔水浸半日，去粗皮。肆中售者多削净，不可水浸，更泄性味。凡用，不拘州土，惟白为胜。市人每误认代名用，宜自分辨之。二术虽是一类，然根苗气味，微有不同，故各自施用。又二术俱有清来者，甚佳。按：郑七潭曰：白术不必泔浸，暖胃炒用，其余皆生用可也。

苍术苗高二三尺，其叶抱茎而生，梢间叶似棠梨叶，其脚下叶有三五叉，皆有锯齿小刺，根如老姜之状，苍黑色，肉白有油膏，味苦辛气烈。白术叶稍大而有毛，根如指大，状如鼓槌，亦有大如拳者，味苦、甘，气和，俱处处山中多有之。今人误谓二术于一物之中，以根老嫩分苍、白，或又以为诸州皆产苍术，而白术所无也，实为不善识矣！

狗脊

苦、甘，微温。选金毛者，火燎去须，细剉，酒浸，蒸，晒用。萆薢为使，恶败酱，莎草。今人以垂水草为狗脊，非是。

贯众

苦，微寒。去皮毛，剉，焙。藋菌、赤小豆为使，伏石钟乳。

今人多以背白草为贯众，非是。

巴戟天

甘、辛，微温。以酒浸，去心，剉，焙。若急用，以滚水浸软，去心。覆盆为使，恶雷丸、丹参、朝生。

巴戟天本有心，干缩时偶自落，或抽去，故中心或空，非自有小孔也。以肉厚者为胜。方家误以为其根嫩白，老紫，多要紫色者为良，故致使售者以黑豆汁沃之，欲其色紫，殊失气味。巴戟叶似茗，开黄花，其根白，状如连珠，都无紫色者。二月八月采根，阴干，其气味与药中紫色者亦不同也。《图经》云：有一种山律根，正似巴戟，但色白。土人采得，以醋水煮之，乃以杂巴戟，莫能辨也。但击破视之，中紫而鲜洁者，伪也。其中虽紫又有似白糁，有粉色而理小暗者，真也。真巴戟嫩时亦白，干时亦煮治使紫，力劣弱耳。此说亦袭其嫩白，老紫之误尔。余往年植视之，乃知紫者都非真色。

远志

苦，温。以甘草汤浸一宿，去骨，焙干用。畏珍珠、藜芦、蜚蠊、齐蛤，得茯苓、冬葵子、龙骨良。

苗名小草。细茎如线，叶似黄杨。《本草》云：似麻黄者失之。详审处处多有之，人莫之能识，或以小桔梗花为远志，非是。有大叶、小叶二种。

淫羊藿

甘、辛，温。山药、紫芝为使，得酒良。

淫羊藿，今之碇草也。山谷多有之。自清来货者，皆陈久之物，殊乏气味，不堪用。五六月采之，阴干，色青味全。

仙茅

甘、辛，微温，有小毒。以清水洗，竹刀刮去皮，米泔浸去赤汁，酒拌蒸之，曝干用。犯铁器、牛乳，斑人鬓发。

玄参

咸、苦。选黑润者，用蒲草重重相隔蒸晒。勿犯铜器，犯之损人喉，丧人目。恶黄芪、干姜、大枣、山茱萸，反藜芦。

地榆

甘、酸、苦，寒。宜生用，见火无功。恶麦门冬，伏丹砂、雄黄、硫黄。此草名歪列木高也。

丹参

苦，平，微温。酒润，微焙。畏盐水，反藜芦。

紫草

甘、苦、咸，寒。嫩而紫色，染手者佳。去根，取茸用。

白头翁

苦，温。得酒良。花、子、茎、叶同。

白及

苦、辛，微寒。微火略焙。紫石英为使，恶理石，畏杏仁、李核，反乌头。

花名箬兰，贵重可喜，今之紫兰是也。亦有花白者。或以独头兰为白及，误矣！

三七

甘、微苦，温。色黄黑，状略似白及，长者如干老地黄，有节，味颇似人参。试法：以末掺猪血中，血化为水者乃真。

按：李濒湖曰：近传一种草，春生苗，夏高二三尺，叶似菊、艾，而劲厚有歧尖，茎有赤棱，夏秋开黄花，蕊如金丝，盘纽可爱，花干则絮如苦荬絮，根叶味甘，治金疮、折伤、出血，及上下血病甚效。云是三七尔，根如牛蒡，与南中来者不类，恐是刘寄奴之属，甚易繁衍。此草今人间遍有之，其南中来者不备著苗状，又别无考也，其草或亦有之，而未睹矣。

黄连

苦，寒。去芦及须，治本脏之火，生用；治肝胆之实火，以猪胆汁浸炒；治肝胆之虚火，以醋浸炒；治上焦之火，以酒炒；治中焦之火，以姜汁炒；治下焦之火，以盐水或朴硝炒；治气分湿热之火，以茱萸汤浸炒；治血分块中伏火，以干漆水炒；治食积之火，以黄土炒。不独为之引导。盖辛热能制其苦寒，咸寒能制其燥性，在用者详酌之。黄芩、龙骨、理石为使，恶菊花，玄参、白鲜皮、芫花、白僵蚕，畏款冬、牛膝，解巴豆、轻粉、附子毒，大忌猪肉、冷水。

胡黄连

苦，大寒。外黄心黑，干如杨柳枯枝，折之尘出者乃为真也。恶菊花、玄参、白鲜皮，解巴豆毒，忌猪肉，令人漏精。

当药草人或用充胡黄连，非是。

黄芩

苦，寒。破烂者名宿芩，乃旧根，多中空，外黄内黑，即今所谓片芩也。圆者名子芩，乃新根，多内实坚，即今所谓条芩也。深色坚实者佳。刮去外衣内朽，切片，酒炒上升。山茱萸、龙骨为使，恶葱实，畏牡丹皮、藜芦、丹砂。

奸商多以南天竹、撒沙爷、起草根，假伪乱真，用者宜辨认。

秦艽

苦，平。以左文者为良。破开，除土，去芦，以湿布拭净，日干用。菖蒲为使，畏牛乳。人或取猫草根当秦艽，非是。

柴胡

苦，平，微寒。去芦及须，以水洗净，剉用。勿令犯火。欲上升用根，酒浸；欲下降用梢。半夏为使，恶皂荚，蜀葵，畏藜芦、女菀。

本草云：苗有如韭叶者、竹叶者，以竹叶者为胜。即今之镰仓柴胡，乃此种也。但初生苗如韭，后叶似竹耳，非有二种也。市中有名沙柴胡者，即鸡腿儿草也。又有牦牛柴胡，即猫草根也，亦名沙柴胡，俱与柴胡大别也，皆物之传讹者，不宜入剂。又有银柴胡，根形类沙参而大，皮皱，色黄白，肉有黄纹。李东璧所谓市人以伪充银柴胡，殊无气味者也。又按：李念莪云：治劳与疳证，乃银州柴胡，别为一种。郭章宜云：产银夏者独胜，微白而软者为银柴胡，用以治劳弱骨蒸。其说不同，当更考之。

前胡

甘、辛，平，微寒。去芦用。半夏为使，恶皂荚，畏藜芦。

前胡草状屡改，观注本草者，误谓有三四种，究其实即是一物也。生下湿地，其根白色，但药中取贮者，俱夏月采之，且不极洗净，故体不实，而色亦淡黑，香味都不佳。其云叶如野菊，根皮黑，肉白者，皆谬说。

防风

甘、辛，温。水洗，去芦。以黄色而润者为佳。叉头者发狂，叉尾者发痼疾，禁之。畏草薢，杀附子毒，恶藜芦、白蔹、干姜、芫花。

市中有笔防风入药，宜用之。又有削防风、滨防风，俱非是真防风。叶微似水靳，与此二种大别也。削防风即防葵根也，滨防风亦防葵类，见《食物传信》中。

防葵

甘，辛。

今人谓之木防风，用以为防风，非是。

独活

甘、苦、辛，微温。去皮，或焙用。

羌活

苦、辛，温。紫色，节密者，去黑皮、腐烂用。

羌活与独活种自不同也，今人多以独活紫牙充羌活，误矣！市中有唐羌活，其色不紫者，盖水白芷也。水白芷解散亦或用之。

升麻

甘、辛、苦，平、微寒。形细而黑，极坚实。削去皮，青绿色者谓之鸡骨升麻，外黑里白而紧实者谓之鬼脸升麻，去须及头芦用。今人以春雪花或梅根为升麻者，非是。

苦参

苦，寒。用糯米泔浸一宿，其腥秽气并浮在水面上，须重重淘过，蒸干。少入汤药，多作丸服，治疮浸酒，治肠风炒至烟起为末。玄参为使，恶贝母、菟丝子，反藜芦。

白鲜皮

苦，寒。去粗皮。恶螵蛸、桔梗、茯苓、萆薢。

白鲜花艳可爱，世多无有知者。市人乃剥木槿及木芙蓉花根皮以假伪，宜审之。

延胡索

苦、甘、辛，温。如半夏，色黄。上部酒炒，中部醋炒，下部盐水炒。

贝母

苦、辛、平，寒。黄白轻松者为良，油黑重硬者勿用。去心，糯米拌炒，米熟为度。厚朴为使，恶桃花，畏秦艽、莽草、矾石，反乌头。

独颗非两片者名丹龙眼，不可入药。误服令人筋脉永不收，用黄精、小蓝汁合服，立愈。

山慈菇

甘、微辛，有小毒。根苗绝类老鸦蒜，但蒜根无毛，慈菇有毛壳包裹为异。用去毛壳，焙。苗枯即掘，迟则苗腐难寻矣。忌甘草。

今人多以宫人草、忽地笑及石蒜为山慈菇，非是。其类都相似，但山慈菇春间发花，根无瓣，形如水慈菇，而茸毛固壳也。山慈菇、宫人草、忽地笑、石蒜俱有金灯之名，其物既相近而名亦易混如此。

茅根

甘，寒。洗去衣皮。忌铁器。花亦入药。

龙胆草

苦、涩，大寒。甘草汤浸一宿，晒干用。贯众、小豆为使，恶地黄、防葵。

细辛

大辛，温。曾青、枣根为使，恶黄芪、狼毒、山茱萸，忌生菜、狸肉，畏硝石、滑石，反藜芦。

细辛根细，味极辛，有紫白二色，南部地方多有之。药肆中往往以马蹄香充之，非是也。又有杜蘅与马蹄香相类，俱根粗而少辛味。《本草注》混二物为一，盖由不识杜蘅也。杜蘅其气如蘼芜，北地有之。

白薇

苦、咸，寒。以酒洗用。恶黄芪、大黄、大戟、干姜、大枣、干漆、山茱萸。

当归

甘、辛，温。凡用，去头尖硬处并尘土，以水洗净，切片，微焙。行表，酒洗；行上，酒浸。头止血而上行，身养血而中守，梢破血而下流，全活血而不走。恶茴茹、湿面，畏菖蒲、海藻、牡蒙、生姜，制雄黄。

按：当归以紫色者为胜，闻此种产越中州山中，而人不知采为时用，甚为可恨也。今太和山城州诸处多栽莳为货，其色白且为较利。采时沸汤略煮过，日晒干，不堪入药。惟冬月掘取者，乃以水洗净，晒干，润而甘香，宜用之。纳之，瓦罐密封，可免蛀坏。

川芎

辛、苦，温。白芷为使，畏黄连，伏雌黄。

蘼芜芎产丹后州，最胜他处。

蛇床子

苦，平，甘，辛。去尘土，净用。恶牡丹皮、贝母、巴豆，伏硫黄。

藁本

苦、辛，微温。恶茼茹，畏青葙子。市名牦牛藁本者乃真，余非是。

白芷

辛，温。市人寸截或片削，以石灰拌匀，晒收，用时水洗净。当归为使，恶旋覆花，制雄黄、硫黄。

芍药

苦、酸，寒。多生用。避其寒，酒炒；入血药，醋炒；血虚者，煨用。须丸为使，恶石斛、芒硝，畏硝石、鳖甲、小蓟，反藜芦。○须丸即代赭石一名，别本作雷丸。

山产者力洪，人家种植者根虽肥大而香，味不佳。其品滋多，入药宜单瓣之根。赤、白随花之色也。有木芍药、草芍药二品。药中所用多取信浓州者，色绝白。闻信浓州产山锡杖，又谓之土鸦结皮，掘采货于四方。花叶如单瓣芍药而微异，即草芍药也。

牡丹

苦、辛，微寒。赤者利血，白者补人。以铜刀劈破，去骨，酒洗，微焙。畏贝母、大黄、菟丝子，忌蒜、胡荽，伏砒。

木香

苦、辛，温。形如枯骨，味苦粘牙者良。凡入理气药，只生用之；若欲止泻，须以面裹，煨熟用。

李濒湖曰：昔人谓之青木香，后人因呼马兜铃根为青木香，乃呼此为南木香、广木香以别之，今人又呼一种蔷薇为木香，愈乱真矣。

按：寇宗奭曰：常自岷州出塞，得青木香持归西洛。叶如牛蒡，但狭长，茎高二三尺，花黄一如金钱，其根即香也。生嚼即辛香，尤行气。此种今见有之，人亦多识之。

高良姜

辛，大温。炒用。

红豆蔻

即高良姜子。苦、辛，温。炒过入药。肆中名伊豆缩砂，售者乃此也。

草豆蔻

涩、辛，热。面裹煨，去皮用。

草果

大辛，热。〇本草载与草豆蔻同条，不分主治。然虽为一物，治微有不同。长大如诃子，皮黑厚而棱密，子粗而辛臭。草豆蔻大如龙眼而形微长，皮黄白薄而棱峭，其仁大如缩砂，而辛香气和也。

白豆蔻

辛，大温。去皮，研细，不见火，乘沸点服。

缩砂

辛、涩，温。先和皮慢火炒熟，去壳，研用。

益智

辛、温。去壳，盐水炒，研用。

荜茇

辛，热。去梃用头，以醋浸一宿，焙干，刮去皮、粟子令净，免伤肺，令人上气。

肉豆蔻

苦、辛，温。形类弹丸，油色肥实者佳。以糯米粉裹，于糠火中煨熟，去粉用。勿犯铁器。

补骨脂

苦、辛,大温。微炒用。一法:用盐酒浸一宿,蒸过,晒,微炒用。恶甘草,忌芸苔及诸血,得胡桃、胡麻良。

姜黄

苦、辛,温。色比郁金甚黄,形较郁金稍大,两药实不同种。

李中立曰:近时以扁如干姜形者为片子姜黄,可浸水染色。

郁金

辛、苦,寒。色外黄内赤,体圆有横纹,如蝉腹状,圆尖而光明脆彻,苦中带甘味者乃真。

蓬莪术

苦、辛,温。极坚难捣,须热灰中煨令透,乘热捣之,即碎如粉。得酒、醋良。

荆三棱

苦,温。黄白体重者佳。面包火炮,加醋浸,复炒用,或煮熟,焙干亦良。

香附子

甘、苦、辛、涩,微寒。状如枣核,周匝有毛。曝干,火去毛。忌犯铁器。或生,或酒、醋、盐水、姜汁、童便浸炒,诸法皆从本方。得童便、醋、川芎、苍术良。

藿香

甘、辛,微温。拣去枝梗,水洗用。市家多掺棉花叶、茄叶假充,不可不细辨。

肆中有名埋藿香者,非真。其名青叶者可用。自种,五六月盛时摘叶,阴干,甚芳郁,最为佳。凡采叶,须视叶阴有蛛茧者,去之,其叶干后颇难拣净。按:《致富奇书》云:藿香入药,摘青叶炮汤饮之，可除霍乱。

兰叶

辛，平，甘，寒。水洗净用。

凡用，宜建兰叶。朱震亨所谓"能散久积陈郁之气甚有力者"，乃此也。又别一种药品，不解何故。李东璧考据甚核，惟知此非古时水泽之兰，而遽执其说，以不复立兰花一条，可谓亦误矣。

零陵香

甘，平、温。水洗净。伏三黄、朱砂。

兰草

辛、甘，平。

泽兰

甘、苦、辛，微温。防己为使。

兰草与泽兰同类而种有殊，俱生水旁下湿之地，但以茎圆，节长，而叶光有歧者为兰草，雷敩所谓大泽兰也。茎方，节短，而叶有毛者为泽兰，所谓小泽兰也。俱四五月盛时采之，阴干。

马兰

辛，平。根、叶同。

即今绯菊花。

香薷

辛，微温。忌火，亦忌日。去茎，用叶及穗。

薄荷

辛，温。去梗，用叶。

按：薄荷、水苏俱名之龙脑薄荷，二物同名也。今俗中薄荷有二种，其名为龙脑薄荷者，真也。山薄荷考之本草，臭苏即此是也，人或用当薄荷，大谬。

小茴香

辛、甘，平、温。形如麦粒，宜入料食。

大茴香

形如柏实，裂成八瓣，性热，不宜入食料。得酒良。炒黄用。得盐则入肾经。

药肆所卖，多将施巳密实中截杂大茴香，饰伪似真。施巳密有毒，其实杀人，用宜仔细辨之。

积雪草

苦、辛，寒。三月采。伏硫黄。

水苏

辛，微温。五六月盛时采。

水苏方茎，中虚，叶似藿香而微长，密齿面皱，色青，对节生，气甚辛烈，六七月开花成穗，青紫色，多生水岸旁，苗高七八尺。今人以麝香草为水苏，非是。

菊花

甘、微苦，平。忌火。去蒂。白术、枸杞根、桑白皮为使。

李濒湖曰：《本经》言菊花味苦，《别录》言菊花味甘，诸家以甘者为菊，苦者为苦薏，惟取甘者入药。谨按张华《博物志》，言菊有两种，苗花如一，惟味小异，苦者不中食。范至能《谱序》言，惟甘菊一种可食，仍入药饵，其余黄、白二花，皆味苦，虽不可饵，皆可入药，其治头风则白者尤良。据此二说，则是菊类自有甘、苦二种，食品须用甘菊，入药则诸菊皆可，但不得用野菊名苦薏者尔。

艾叶

苦、辛，温。拣取净叶，扬去尘屑，入石臼杵捣熟，去渣滓，捣至如绵细软，谓之熟艾。若生艾灸火，则伤人肌脉。用时焙燥，则灸火得力。若入丸散，须用糯米浓饮，揉艾叶成饼，晒干，或瓦炕干，一研成粉。苦酒、香附为使。

按：《容斋随笔》云：艾难着力，若入白茯苓三五片同碾，即时可成细末，亦异也。然恐是艾见制于茯苓，不宜入剂。

茵陈蒿

苦，微寒。去茎，用叶。

茵陈蒿经冬不凋，更因旧苗而生，冬春间茎叶俱白，至夏色绿。即今人呼为滨艾者。

青蒿

苦，寒。用叶。童便浸一日夜，晒干用。根、茎、子、叶不可同使，同使则翻成痼疾。伏硫黄。

凡蒿淡青，此蒿青翠，至秋余蒿并黄，此蒿独青，谓之青蒿。其气芬芳，故谓之香蒿。黄花蒿与此相似，惟色不深青，其气亦薄。沈括所谓一种黄色者，盖是也。药肆中多采充青蒿，非是。

白蒿

甘，平。四五月采。

白蒿叶似牛尾蒿而不对，茎叶俱白，四时皤皤，至秋开细白花，如小菊，多生沙碛上，今人呼滨毛耳朵者是也。昔人多混茵陈蒿以为白蒿，用者宜审。

菴䕡子

苦、辛，微温。阴干用。荆实、薏苡为使。

茺蔚

即益母草。辛、微苦。制硫黄、雌黄、砒石。

茺蔚子

甘、辛，微温。微炒香。灰制硫黄。

夏枯草

苦、辛，寒。土瓜为使，伏汞砂。

今人误指辅軟草为夏枯草，非是。

刘寄奴

苦，温。茎、叶、花、子皆可用。酒蒸，晒干。

旋覆花

咸、甘，微温，有小毒。去皮及蒂，微焙。

青葙子

苦、微寒。用时先烧铁杵臼，乃捣用之。

鸡冠子

甘，凉。炒用，花焙用。忌鱼腥、猪肉。

红花

辛、甘、苦，温。入酒良。

大蓟

苦、甘，温。酒洗，或童便拌，微炒。

小蓟

苦、甘，温。制同大蓟。

续断

苦、辛，微温。酒浸，焙干。地黄为使，恶雷丸。

李濒湖曰：续断之说不一，《桐君》言是蔓生，叶似茬。李当之、范汪并言是虎蓟。《日华子》言是大蓟，一名山牛蒡。苏恭、苏颂皆言叶似苎麻，根似大蓟，而《名医别录》复出大、小蓟条，颇难依据。但自汉以来，皆以大蓟为续断，相承久矣。究其实，则二苏所云，似与桐君相符，当以为正。今人所用，以州中来，色赤而瘦，折之有烟尘起者为良焉。郑樵《通志》谓：范汪所说者，乃南续断。不知何据，盖以别川续断耳。

续断，今俗谓之舞列草者此也。秋冬间生苗，干四棱，叶似藿香，又类苎麻，两两相对而生，至春开花，其花及子似益母草。紫茎者花红，白茎者花白，根如大蓟，在处有之。药肆所卖者皆大、小蓟根也，非是。接骨木、桑寄生亦名续断，名同而物异。

漏芦

苦、咸，寒。根、苗皆可用。连翘为使。

李濒湖曰：按沈存中《笔谈》云，今方家所用漏芦，乃飞廉也。飞廉一名漏芦，苗似苦芙，根如牛蒡，绵头者是也。采时用根。今闽中所谓漏芦，茎如油麻，高六七尺，秋深枯黑如漆，采时用苗，乃真漏芦也。

飞廉

苦，平。用根及花。得乌头良，恶麻黄。

今鬻花木者名之鬼蓟花，即此也。

苎根

甘、滑，冷。〇叶五月收，阴干。

大青

甘、微咸，大寒。三月四月采茎叶，阴干用。

蠡实

甘，平。凡入药，炒过用。治疝则以醋拌炒之。

苍耳

苦、辛，微寒，有小毒。五月五日采，阴干。忌猪肉、马肉、米泔，害人，伏硇砂。

苍耳实

甘，温，有小毒。炒熟，捣去刺，酒拌蒸用。忌同茎、叶。

天名精

辛、甘，寒，有小毒。五月采，阴干用。垣衣、地黄为使。

鹤虱

即天名精之子。苦、辛，凉，有小毒。微炒用。

豨莶

苦，温，有小毒。五六七月采收。净洗，曝干，入甑中，层层洒酒与蜜，九蒸九晒用。

芭蕉油

甘，冷。以竹筒插入皮中，取出，瓶盛之。

麻黄

甘、辛、苦，温。宜用陈久者。去根、节，煮数沸，抹去上沫，焙干用。黄芩为佐，厚朴、白薇为使，恶辛夷、石韦。

麻黄根节

甘，平。水洗，剉用。

木贼

甘，微温。去节用。

卷第二

草之属

地黄

甘、苦，寒。选沉水者，用酒浸则上行、外行，姜汁浸则不腻膈。忌铜铁器，令人肾消发白，男损营，女损卫。得清酒、麦门冬良，恶贝母，畏芜荑，忌葱、蒜、莱菔。采得即用者为生，晒干收者为干，以法制过者为熟。

熟地黄

甘、苦，微温。用砂锅、柳甑衬以荷叶，将生地黄酒润，用缩砂仁粗末拌蒸，盖覆极密，文武火蒸半日，取起，晒极干，如前又蒸，九次为度，令中心透熟，纯黑乃佳。一法：地黄坚实者晒干，以手擘之，有声为度，好酒拌匀，置瓷瓮内包固，重汤煮一昼夜，名熟地黄。然终不及前法。

地黄掘出，洗净，肥大沉水者，正堪简用。宜用新根，其宿根当年朽腐，虽肥大，而生气将尽之物不宜入药。市人掘采，裹之草席中，或置之锅内沃热水，复以灰拌晒，惟较增秤两，不顾药性之有伤也。其不犯铁和灰者，皮肉俱黄白色，市中名之白干。然不必是选沉水者也，地黄干后皆能沉水，但鲜时有沉水者极少。按《物理小识》云：地黄，酒九蒸，捣烂，以山药末和为饼，再曝之，一碾即末矣。

牛膝

甘、酸，平。用长大柔润者，去芦头。欲下行生用，滋补焙用，或酒拌蒸过用。恶萤火、龟甲、陆英，畏白前，忌牛肉。

紫菀

苦、辛，温。去头须，洗净，焙用，或酒洗。款冬花为使，恶天雄、瞿麦、藁本、雷丸、远志，畏茵陈。

麦门冬

甘，平。以滚水润湿，少顷抽心，或以砂锅焙软，乘热去心，不尔令人烦。若以水浸多时去心，柔则柔矣，然气味都尽，用之不效。天门冬亦然。畏其寒者，以酒浸用。地黄、车前为使，恶款冬、苦瓠、苦芙，畏苦参、青蘘、木耳，伏石钟乳。

麦门冬，大小三四种，功用相似。其叶小者如韭，大者如建兰，多纵纹，且坚韧，长及尺余，四季不凋，根黄白色，有须，在根如连珠，四月开淡红花，如红蓼，实圆，碧如珠。

萱草根

甘，凉。去心用。

淡竹叶

甘，寒。处处原野有之，春生苗，高数寸，细茎绿叶，俨如水竹之茎叶，其根一窠数十须，须上结子，与麦门冬一样，但坚硬尔。随时采之，八九月抽茎，结小长穗。

淡竹叶异类而同名者有四物，用者宜详审。

黄蜀葵子

甘，寒，滑。水淘净用。

丽春草

三月采花。

丽春草花四瓣，艳类罂粟而小，即虞美人草也。

款冬花

辛，温。择未舒嫩蕊，去向外裹壳，甘草水浸，晒干用。杏仁为使，得紫菀良，恶皂荚、硝石、玄参，畏贝母、辛夷、麻黄、黄芪、黄芩、连翘、青葙。然虽畏贝母，得此反良，物有相制故也，如半夏畏生姜，得之则制其毒而愈，能奏功也。

款冬花以生于山中者为良，圃产不堪用。药肆中有唐款冬花，乃以枇杷花假伪者，不可不细认也。

鼠曲草

甘，平。款冬花为使。

药肆中取此花以当芫花，大缪。

决明子

甘，平。炒熟，研细。蓍实为使，恶大麻子。

瞿麦

甘，寒。炒用。蘘草、牡丹为使，恶螵蛸，伏丹砂。

王不留行

甘、苦，平。焙用。

葶苈子

辛，寒。炒用。榆皮为使，得酒良，恶白僵蚕、石龙芮，宜大枣。

葶苈高五六寸，叶、茎及花都似小荠，三月开花，微黄色，结荚扁而圆，不复如荠，有三角，惟此为异耳。

车前子

甘，寒。淘净，晒干，入汤液炒过用。入丸散，酒浸一夜，蒸熟，研烂作饼，晒干，焙用。常山为使。

马鞭草

苦，微寒。七八月采苗叶，阴干。伏丹砂、硫黄。

23

龙牙草

辛，寒。春夏生叶。采无时。

按：《闽书》曰：治痢最神。《本草》谓即马鞭草，非也。

蛇衔

苦，微寒。采无时。

生下湿地，一茎五叶或七叶，开黄花，此与紫背龙牙全别，今人谓之雄蛇莓也。

灯笼草

苦，寒。

蒴藋

酸，温。

青黛

咸、甘，寒。外国蓝靛之英华也。波斯国者不可得也，今惟以干靛充用。售者复以干淀充之，然内多石灰，不可轻用，须淘之数次，取浮标用。或用青布浸汁代之。

虎杖根

甘、苦，微温。刮去上皮用。

蒺藜

苦、辛、甘，温。拣净，炒，去刺。乌头为使。

沙苑蒺藜

甘，温。绿色，嚼之有绿豆气者良。

出同州沙苑牧马草地，故谓之沙苑蒺藜。苗状似杜蒺藜，子成颗粒，褐绿色，故又名之黑蒺藜，以别其有刺芒者。《本草纲目》中以此为白蒺藜，殊为不当，疑字讹耳。

萹蓄

甘，涩。四五月采苗，阴干。

紫花地丁

苦、辛，寒。

紫花地丁，今俗谓之须密列，又谓之牵驹草。其花有数色，一种沟壑边生者起蔓。

威灵仙

苦，温。一根丛须数百条，长者二尺许，初时黄黑色，干则深黑色，称铁脚威灵仙，以此色如或黄或白者，皆不可用。忌茶、茗及麸面汤。

威灵仙，今名九盖草者即此是也。人多以徐长卿及仙人草为威灵仙，俱非是。仙人草有毒，勿误用。

牛扁

苦，微寒。六月采。

大黄

苦，寒。凡用，有生、有熟、有蒸，不得一概用。欲下行者，生用；邪气在上者，必须酒浸，引上至高，驱热而下。酒浸入太阳经，酒洗入阳明经，余经不用。酒、黄芩为使，恶干漆，忌冷水。

肆中有片者、穿眼者，俱清来者也。片者润而坚硬，穿眼者轻燥不实。采时皆以火石煿干货卖，更无生者，用之亦不须更多炮炙、蒸煮。今大和山城丹后诸州皆有之，以紫地锦文者为佳。售者多以羊蹄草根假之，不可不细认也。

羊蹄根

辛、苦，寒，有小毒。能制三黄、砒石、水银、丹砂。子名金荞麦。

商陆

酸、辛、苦，寒。取花白者根，铜刀刮去皮，薄切，以东流水浸两宿，同黑豆拌蒸，晒用。得大蒜良，忌犬肉。赤者有毒。能伏硇砂、砒石、雌黄、粉锡。

蔄茹

酸、咸、辛，寒，有毒。似萝卜根，断则流汁，黑凝如漆。甘草为使，恶门冬。

大戟

甘、辛、苦，寒，有小毒。以浆水煮之，晒干，剉用。赤小豆为使，反甘草，畏菖蒲、芦苇、鼠屎，恶薯蓣。

大戟近道多有之，生平泽最多，春生红牙如芍药，渐长，丛似初生杨柳，高二三尺，中空，折之有白汁，三四月开黄花，结子。人不知其为药，视以为无用之草药。肆中以他物假充，可恨也。

泽漆

苦，微寒。三月采茎叶，阴干。小豆为使，恶薯蓣。

甘遂

苦，寒，有毒。作连珠，大如指头，赤皮者佳，白者性劣。用水淘去黑汁，水清为度，面裹煨熟，以去其毒。瓜蒂为使，恶远志，反甘草。

续随子

辛，温，有毒。去壳，取色白者，研烂，纸包，压去油，取霜用。服后泻，多以醋同粥吃，或酸浆水即止。

蓖麻子

甘、辛，平，有毒。凡使，以盐汤煮半日，去皮取子，研用。服蓖麻者，一生不得食炒豆，犯之胀死。其油能伏丹砂、粉霜。

取蓖麻油法：研烂，入水煮之，有沫撇起，沫尽方止，取沫煎至滴水不散为度。

藜芦

辛、苦，寒，有毒。宜用葱管者，去头，用糯米汁煮之，晒干用。黄连为使，反细辛、芍药、人参、沙参、紫参、丹参、苦参，又与酒相反，同用杀人。恶大黄，畏葱白。服之吐不止，饮葱汤即止。

今人以千年莨为藜芦，非是。

黑附子

辛，温，有毒。重一两以上，矮而孔节稀者佳。生用则发散，熟用则峻补。生用去皮脐，熟用以水浸过，炮令皴拆，去皮脐，切片，炒黄色，去火毒用。或童便浸一日，去皮，切作四片，童便及浓甘草汤同煮，汁尽为度，烘干。地胆为使，畏防风、黑豆、甘草、人参、黄芪、绿豆、乌韭、童便、犀角，恶蜈蚣，忌豉汁。

李中立曰：市肆售者有以盐水浸之，取其润湿体重，买者当以体干，坚实，顶圆，正底平者为良。

杨天惠《附子记》曰：附子之品有七，实本同而末异。其初种之小者为乌头，附乌头而傍生者为附子，又左右附而偶生者为鬲子，又附而长者为天雄，又附而尖者为天佳，又附而上者为侧子，又附而散者为漏蓝子，皆脉络连贯，如子附母，而附子以贵，故独专附名，自余不得与焉。凡种一而子六七以上，则其实皆小；种一而子二三，则其实稍大；种一而子特生，则其实特大。此其凡也。附子之形，以蹲坐正节，角少为上，有节气多，鼠乳者次之，形不正而伤缺，风皴者为下。附子之色，以花白为上，铁色次之，青绿为下。天雄、乌头、天佳，以丰实过握为胜，而漏蓝、侧子，园人以乞役夫，不足数也。大率蜀人人饵附子者少，惟陕辅、闽浙宜之。陕辅之贾才市其下者，闽浙之贾才市其中者，其上品则皆士大夫求之。盖贵人金多喜奇，故非得大者不厌。然土人有知药者云，小者固难用，要之半两以上皆良，不必两乃可，此言近之。

李濒湖曰：别有草乌头、白附子，故俗呼此为黑附子、川乌头以别之。

川乌头

辛，热，有毒。形如魁芋，顶末圆正为别。制、忌同附子。

乌头，其形似乌鸟之首，故以为名。两歧如乌开口者，曰乌喙，亦取其似也。皆因象命名。生子多者，一年种之即有此数物也。其元种之母，茎枯则朽腐，子在土中，于冬初其苗已萌生，故收采当在八九月间，不尔，虽有造得者，全不堪用。《本草》云：附子之母曰乌头，如芋魁。又云：春采为乌头，冬采为附子。殊为谬误。

天雄

辛，热，有大毒。形大而长，少角刺而实。制、忌亦如附子。

草乌头

辛，热，有大毒。形如乌头，即野生者。无酿造之法，外黑内白，皱而枯燥，或生用，或炮用，或以黑大豆同煮熟，去其毒用。黑豆、冷水能解其毒。莽草、远志为使，反半夏、瓜蒌、贝母、白蔹、白及，恶藜芦，畏饴糖，忌豉汁，伏丹砂、砒石。

白附子

辛，大温，有毒。炮，去皮脐用。

白附子，所在有之，人不识用。或以白花双鸾菊当之，误矣！

天南星

辛，温，有毒。去皮脐，入器中汤浸五七日，日换三四遍，洗去涎，暴干用。或火炮裂用，或以皂荚、白矾、生姜水煮过用。蜀漆为使，恶莽草，畏附子、干姜、生姜，生能伏雄黄、丹砂、焰硝。

造南星曲法：以姜汁、矾汤和南星末作小饼子，安篮内，楮叶包盖，待上黄衣，取晒收之。

造胆星法：以南星生[1]研末，腊月取黄牯牛胆汁和，纳入胆中，系，悬风处干之。年久者弥佳，消风痰尤妙。刳碎，炒用。方书谓之牛胆南星即此是也。若仓卒不能得此，以生姜汤多泡六七次，杀去毒，堪用，但其性犹烈耳。

半夏

辛，平，有毒。拣肥大而白者，洗去皮垢，以水浸五日，每日换水，去帽，晾干，切片，姜汁拌焙入药。射干为使，恶皂荚，畏雄黄、生姜、干姜、秦皮、龟甲，反乌头，忌羊血、海藻、饴糖。

造半夏曲法：以半夏洗净，汤泡，去衣垢，研细，以姜汁、矾汤和作饼，楮叶包裹，待生黄衣，去叶，晒干用。治湿痰以姜汁、白矾汤和之；治风痰以姜汁、皂角煮汁和之；治火痰以姜汁、竹沥，或荆沥和之；治寒痰以姜汁、矾汤，入白芥子末和之。

蚤休

即金线重楼。苦，微寒，有毒。伏雄黄、丹砂、硼砂及盐。

射干

苦，平，有毒。采根，以米泔水浸一宿，漉出，以篁竹叶煮之，日干用。

---

[1] 生：原作"末"，今据《本草纲目》改。

菟丝子

辛、甘，平。以温水淘去沙泥，酒浸一二宿，蒸，晒，焙干，研末。得酒良，薯蓣、松枝为使，恶藋菌。

五味子

酸、甘、辛、苦、咸，温。入补药，蜜蒸熟，再以泔水浸，焙干用；入嗽药，生用，连核入药。有南北之分，南者干枯，北者湿润。苁蓉为使，恶葳蕤，胜乌头。

五味子以朝鲜国来者为胜。

覆盆子

甘、辛，微热。以水淘净，去皮蒂，酒浸一宿，蒸，焙用。

使君子

甘，温。去壳，取白仁用，油黑不堪。

李中立曰：去壳，取仁，然仁绝难得，今医家或兼用壳。

木鳖子

甘，温，有小毒。形扁礧砢大，如围棋子，去壳取仁，或去油用。老者壳色苍黑，嫩者壳色黄。白仁皮绿，肉白者佳，多油及瘦薄者不堪用。

马兜铃

苦、微辛，寒。去叶蔓，劈开，去革膜，取净子，焙用。根为青木香。

马兜铃，春生苗，作蔓，叶似萝藦而涩，开黄紫花，结实如铃，作四五瓣，根微有香气，故有青木香之名。关东多有之，小儿折其苗生食之。此间山中亦有之。今人误别指一种草以为青木香，不复采马兜铃根。考之《本草》，殊为乖剌。按：《兴化府志》云：麝香弱蔓如山药，碎花穗生，浅黄色，香酷烈如麝，今俗名为青木香者，即此是草也。物之传讹者，多不独于此也，好生君子其有慎而辨之哉！

牵牛子

甘、苦、辛，热，有毒。水淘去浮者，晒干，碾取头末，去皮，麸不用，亦有半生半熟用者。黑者名黑丑，白者名白丑，味荙。得青木香、干姜良。

紫葳

即陵霄花。酸，微寒。花、根俱入药。花不可近，鼻闻伤脑，花上露入目，令人昏蒙。畏卤咸。

瓜蒌实

甘，微寒。去壳、皮、革膜及油，亦有不去油，微炒者。

药铺瓜蒌、王瓜子混而一之，用宜仔细辨。其壳中子似柿核者，即瓜蒌也，如螳螂头者，王瓜也。王瓜亦入药。

天花粉

即栝楼根。甘、苦，微寒。秋冬采根。去皮，切片，水浸三日，逐日换水，捣如泥，绢滤澄粉，晒干用。枸杞为使，恶干姜，畏牛膝、干漆，反乌头。

干葛

甘、辛，平。去皮用。

干葛即葛根，非生根也。今俗取葛茎为干葛，误矣！

葛花

甘，平。七月采之。

天门冬

甘、微苦，平。去心，酒拌蒸用。忌食鲤鱼，误食中毒者，以浮萍汁解之。垣衣、地黄、贝母为使，畏曾青。

百部

苦、甘，微温。去心，酒浸，焙用。

何首乌

甘、苦、涩，微温。用竹刀切，米泔浸一宿，木杵捣。一法：用竹刀刮去黑皮，米泔浸二日，切片，每赤、白各一斤，用黑豆三斗，每次用三升三合三勺，以水浸过瓿内，铺豆一层，药一层，重重铺尽，砂锅上蒸之，豆熟为度，去豆用。九蒸九晒为佳。白者入气，赤者入血。茯苓为使，忌萝卜、葱、蒜、诸血、无鳞鱼、铁器，同于地黄，能伏朱砂。

今俗以莴苣当何首乌，非是。详载《食物传信》中。

萆薢

苦、甘，平。削去上皮，切片，盐水拌炒，酒润，烘。薏苡为使，忌牛肉，畏葵根、大黄、柴胡、前胡、牡蛎。

菝葜

甘，平，温。削去上皮用。

土茯苓

甘、淡，平。色白者良。削去皮用。忌茶、茗，及牛、羊、鸡、鹅、鱼、肉、烧酒、面。

李濒湖曰：萆薢、菝葜、土茯苓三物，形虽不同，而主治之功不相远，岂亦一类数种乎。

白蔹

甘、苦，平，微寒。代赭为使，反乌头。

山豆根

苦，寒。

茜根

苦，寒。入药炒用。忌铁器并铅，畏鼠姑汁，制雄黄。

防己

苦、辛，寒。汉防己是根，外白内黄，破之有黑纹，如车辐解者良。木防己是苗，色黄，腥，皮皱，上有丁足子，青白虚软，不堪用。去皮，剉，酒洗，晒干用。殷蘖为使，恶细辛，畏萆薢、女菀、卤咸，伏硝石，杀雄黄毒。

海金沙

甘，寒。其蔓引于竹木上，线茎细叶，可爱也。至于六七月，其叶弥细，背多皱文，生沙子，状如蒲黄。收其有皱文叶，晒干，以纸衬承，其沙落纸上，及草皆可入药。勿令见火。

木通

甘、辛、淡，微寒。去粗皮，切片。细而白者佳。

络石

苦、甘、微酸，寒。入药择附石者良。用粗布揩去毛、子，以热甘草水浸透，切，晒用。杜仲、牡丹皮为使，恶铁落，畏贝母、菖蒲，杀殷蘖毒。

络石其类颇多，叶似木莲而小，四月开白花，气甚芬芳者是也。

木莲叶

酸，平。

木莲，今名一咀毗者是也。叶似木犀，实如无花果，贪缘树木，四时不凋，折之有白汁。世俗相传以马察吉藤为木莲，大谬！

钩藤

甘、苦，微寒。选紫色，去梗。纯用嫩钩，其功十倍。

忍冬

甘，微寒。藤叶不拘时采，阴干。

沈内翰曰：如无生者，只用干者，然力终不及生者效速。

金银花

即忍冬藤花。四月采之，阴干。

丁公藤

辛，温。采无时。

丁公藤，在处多有之，蔓延木上，叶如杏叶而尖，七八月子熟，则其壳分为三瓣，内子见。俗谓之山柿。

白前

甘，微温。甘草水浸一伏时，去头须，焙干用。忌羊肉。

石龙芮子

苦，平。大戟为使，畏茱萸、蛇蜕皮。

谷精草

甘，平。

产远江州者，花绝白，茎高至尺余，最胜他处。

鳢肠草

甘、酸，平。六月采，拣青嫩无泥土者，不用洗，摘去黄叶用。

灯心草

淡，平。蒸熟待干，折其瓢，是谓熟草，可燃灯。不蒸，生剥为生草，可入药。灯心最难研，以粳米粉浆染过，晒干，研末，入水澄之，浮者是灯心也。晒干用。

芦根

甘，寒。取肥者，去须，并赤黄皮用。其露出及浮水中者并不堪。

泽泻

甘、咸，微寒。色白，实重者佳。去毛，酒洗一宿，曝干用。畏海蛤、文蛤。

石菖蒲

辛，温。山中生水石间，根须络石略无，少泥土者良。露根不可用。十二月采根，晒干，以铜刀刮去毛，微炒用。秦皮、秦艽为使，恶地胆、麻黄，忌饴糖、羊肉。犯铁器，令人吐逆。

菖蒲有数种，生于池泽，蒲叶肥，根高三四尺者，泥蒲也，名白菖。又有花菖蒲，类燕子花，娇艳可爱。自有数色，紫者所谓紫菖蒲也。生于溪涧，蒲叶瘦，根高一二尺，其葩与花菖蒲相肖而小者，溪荪也，名溪荪。生于水石之间，有剑脊，瘦根，密节，高尺余，二三月间抽茎，开小黄花，成穗者，石菖蒲也，惟以此种入药，余皆不堪。其养以沙石，愈剪则愈细，愈久则愈密，高四五寸，叶如韭，甚则根长二三分，叶长寸许，置之几案，用供清赏者，谓之钱蒲，性气有伤，不可用也。又山中泉石间，自有根苗纤细，一寸不啻九节，或至于二十节者，方技家独贵之，然不必拘也。但当以深山穷谷，水碛上生者为佳。人家栽于园亭者，不可用耳。

蒲黄

甘、淡，平。市者多以黄柏末假之，极害人。松黄、黄蒿与之相似，味龃损人。破血消肿生用，补血止血炒用。

水萍

辛、酸，寒。拣紫背浮萍，以竹筛摊晒，下置水一盆映之，即易干也。

海藻

咸，寒。洗净咸味，焙干。反甘草。

本草备要
全书

卷第二

海带

咸，寒。形似纸条，薄而且长，黄白色，俱不堪。水洗用。

昆布

咸，寒，滑。洗净咸味，焙干。

鹧鸪菜

咸、甘。用之略洗过，不尽咸味为妙。茎叶如石松而小，色青。

鹧鸪菜，今俗谓之马窟犁此也。按：《漳州府志》云：鹧鸪菜生海石上，散碎，色微黑。小儿腹中有虫，食之下。

石斛

甘、淡、微咸。宜入汤酒，不宜入丸。使者勿用木斛。石斛短而中实，木斛长而中虚，其味大苦，服之损人。去根、头，酒洗，蒸用。陆英为使，恶凝水石、巴豆，畏雷丸、僵蚕。

骨碎补

苦，温。铜刀刮去黄黑毛，焙用。

石韦

苦，平。去黄毛，微炙用。滑石、杏仁、射干为使，得菖蒲良，制丹砂、矾石。

金星草

苦，寒。类石韦而有金星。制三黄、砂、汞、矾石。

石胡荽

辛，温。生石缝及阴湿处，其气辛熏，夏开细花，黄色。汁制砒石、雄黄。

谷之属

粳米

甘，平。入药以极精者，洗用。不可同马肉食，发痼疾；不可和苍耳食，令人卒心痛，急烧陈仓米灰，和蜜浆服之，不尔即死也。

汪颖曰：粳有早、中、晚三收，以晚白米为第一。各处所产，种类甚多，气味不能无少异，而亦不大相远也。天生五谷，所以养人，得之则生，不得则死，惟此谷得天地中和之气，同造化生育之功，故非他物可比。入药之功，功在所略尔。

糯米

甘，温。以精凿米洗过入药。解芫青、斑蝥毒。

胡麻

甘，平。有黑、白、赤三种，取黑者。水淘去浮者，以酒拌蒸，晒干，炒用。

麻油

甘，微寒。以白者为胜。生者性寒而治疾，炒者性热而发病，蒸者性温而补人。

陶弘景曰：生榨者良。若蒸、炒者，止可供食及燃灯耳，不入药用。

麻仁

甘，平、微寒。极难去壳，用绢包，置沸汤中至冷，取出，悬井中一夜，勿着水，晒干，新瓦上挼去壳，簸扬取仁。畏牡蛎、白薇、茯苓。

浮小麦

甘、咸，寒。即小麦水淘净，浮起无肉之麦壳也。焙用。

薏苡仁

甘、淡，微寒。淘，晒，炒用。有二种，一种粘牙者，尖而壳薄，即薏苡也，其米白色如糯米；一种圆而壳厚，坚硬者，即菩提子也，其米少，亦名为念珠。

罂粟壳

酸、涩，微寒。取壳，水洗润，去蒂及筋膜，取外薄皮，米醋炒，或蜜炙用。得醋、乌梅、橘皮良。

阿片

酸、涩，温，有小毒。一名阿芙蓉，罂粟花之精液也。罂粟结青苞时，午后以大针刺其外面青皮，勿损里面硬皮，或三五处，次早精出，以竹刀刮盛磁器，阴干用之。

菽之属

黑大豆

甘，平。恶五参、龙胆。婴儿十岁以下者，炒豆与猪肉同食，壅气致死十有八九。凡服蓖麻子忌之，服厚朴者亦忌之。古方称此解百药毒，大不然。又加甘草，其验乃奇也。

赤小豆

甘，平。不可同鱼鲊食，成消渴。作酱同饭食，成口疮。

绿豆

甘，寒。连皮用。反榧子。壳害人，合鲤鱼鲊食，久则令人肝黄，成渴病。

白扁豆

甘，平。硬壳者温，平。连皮炒熟入药，亦有水浸去皮，及生用者，从本方。其软壳及粟色者，微凉，但可供食，不堪入药。

胡芦巴

苦，大温。淘净，以酒浸一宿，晒干，蒸熟。或炒过用。

造酿之属

淡豆豉

苦、涩、甘，寒。豆豉有咸、淡二种，惟淡者治病。

造淡豉法：用黑豆一斗，六月间水浸一宿，沥干，蒸熟，摊芦席上，候微温，蒿覆五六日，候黄衣遍满为度，不可太过，取晒，簸净，水拌得中，筑实瓮中，桑叶盖覆，厚三寸，泥固，晒七日，又以水拌入瓮，如是七次，瓮收筑封即成矣。

神曲

甘、辛，温。炒黄用。

造神曲法：五月五日或六月六日，用白面百斤，青蒿自然汁三升，赤小豆末、杏仁泥各三升，苍耳自然汁、野蓼自然汁各三升，以配白虎、青龙、朱雀、玄武、勾陈、腾蛇六神，用汁和面、豆、杏仁作饼，麻叶或楮叶包罯，如造酱黄法，待生黄衣，晒收，临用炒之。陈久者良。一法：用青蒿、苍耳、野蓼自然汁及赤小豆末、杏仁泥各三盏，和匀，于瓷器内，次第下白面，搜和得所，作饼如上，生黄，晒收之，尤为简便也。

红曲

甘，温。

造红曲法：白粳米一石五斗，水淘，浸一宿，作饭，分作十五处，入曲母三斤，搓揉令匀，并作一处，以帛密覆，热即去帛，摊开，觉温急堆起，又密覆。次日日中又作三堆，过一时分作五堆，再一时合作一堆，又过一时分作十五堆，稍温又作一堆，如此数次。第三日用大桶盛新汲水，以竹萝盛曲，作五六分蘸湿，完又作一堆如前法，作一次。第四日如前又蘸，若曲半沉半浮，再依前法作一次，又蘸，若尽浮则成矣。取出；日干收之。其米过心者，谓之生黄，入酒及鲊醢中，鲜红可爱。未过心者，不甚佳。入药以陈久者良。

麦芽

咸、甘，温。即大麦水浸生芽者，去须，取其中米炒，研面用，今惟炒用。豆蔻、缩砂仁、乌梅、木瓜、芍药、五味子为使。

饴糖

甘，大温。惟以糯米作者入药，余但可食尔。

苦酒

即米醋。甘、酸、苦，温。服茯苓、丹参者，不可食醋。米醋煮，制四黄、丹砂、胆矾、常山诸药也。

酒

苦、甘、辛，大热。凡酒，忌诸甜物。酒浆照人无影，不可饮，祭酒自耗不可饮。酒合乳饮，令人气结；同牛肉食，令人生虫。畏枳椇、葛花、赤豆花、绿豆粉。

石蜜

甘，温。即白砂糖。

蔬之属

韭子

辛、甘，温。爆干，簸去黑皮，炒黄用。韭叶不可与蜜，及牛肉同食。

葱茎白

辛，平。同蜜食，杀人。服地黄、常山忌食。

大蒜

辛，温，有毒。不可同蜜食，杀人。

白芥子

辛，热。微焙，击碎，用生绢袋盛入煮，勿煎太过，则味苦辣。

芸苔子

即油菜。辛，温。

莱菔子

辛，温，甘，平。

生姜

辛，温。去皮则热，留皮则冷。秦椒为使，杀半夏、莨菪毒，恶黄芩、黄连、天鼠粪。

缪仲醇曰：生姜不宜使熟，宜捣绞汁，待药煎成倾，方不失"生"字之义。如入药煎，乃熟姜，非生姜。

干姜

苦、辛，大热。微炒用，若治产后血虚发热及止血，俱炒黑；温中，炮用；散寒邪，理肺气，止呕，生用。使、恶、杀同生姜。

造干姜法：以母姜水浸三日，去皮，又置流水中六日，更刮去皮，然后晒干，置瓷缸中酿三日乃成也。药肆中以母姜略煮过，然后暴之令干，名之干姜售，非是。

胡荽

辛，温，有小毒。凡服一切补药，有白术、牡丹皮者，咸忌之。伏石钟乳。

山药

即山薯。甘，平。恶甘遂。

山薯，形长者是也。一种形如手掌，名佛掌薯。又有番薯，即红山药，其根如姜而大，皮薄而紫。《异物志》谓之甘薯，一名朱薯，此二种俱可供馔。惟山薯入药，要山中生，经十年以上者，洗去土，留皮，竹筛盛，置檐风处，候完干，收之。或置焙笼中，微火烘干亦佳。临用削去皮。药肆所卖者，大率系家园种者，皆削去皮，以米粉、石灰拌，使干之。用须水洗，色白者为佳，青黑者不堪。

百合

甘，平。花白者入药。

冬葵子

甘，寒，滑。黄芩为使，伏硫黄。

葵今处处有之，古人种为常食，今之种者颇鲜。苗高三四尺，茎叶似蜀葵而差，小花极微细。有紫茎、白茎二种，以白茎为胜。以秋种覆养，经冬至春，作子者谓之冬葵子。入药世俗相承，以钱葵当葵菜，非是。

藜

甘，平。有二种，凡使高二尺五六寸为妙，若长若短，皆不中用也。生墙下、树下者，不可用。

紫苏

辛，温。不可同鲤鱼食，生毒疮。

苏子

辛，温。炒香，研用。

荆芥

辛、苦，温。去枝茎，生用。治下焦血，炒黑用。与河豚、黄颡鱼、驴肉相反，若同日食之，多致丧命，不可不痛戒也。

牛蒡子

苦、辛。拣净，以酒拌蒸，待有白霜，以布拭去，焙干，捣粉用。

蒲公英

苦、甘，寒，三四月采，阴干。

地肤子

甘，寒。拣净用。

果之属

杏仁

甘、苦。温。汤浸，去皮尖，炒黄，研细。风寒肺病药中，连皮尖用，取其发散也。作汤如白沫不解者，食之气壅。汤经宿者，动冷气。恶黄芩、黄芪、葛根，畏蘘草，得火良。

乌梅

酸、涩，温、平。去核，微炒。若过而齿龋者，嚼胡桃肉解之。忌猪肉。取大青梅，篮盛于突上，熏黑用。

白梅

酸、咸，平。取大青梅，以盐汁渍之，日晒夜渍，十日成矣。久乃上霜。

桃仁

苦、辛、甘，温。行血，连皮尖生用；活血润燥，汤浸，去皮尖，炒用。双仁有毒，不用。香附为使。

大枣

甘，温。六七月采，曝干。坚实肥大者佳。忌与葱、鱼同食，杀乌头、附子毒。入药劈去核。

枣有大小数种，小者只可充果食，入药惟用大枣。形大而核小，多膏，味甘美者为良。其虽大而不肉厚，坚燥少脂者不堪。

雪梨

甘，寒。雪梨、绵梨、香水梨，俱为上品，可以治病，余梨不去病。

木瓜

酸、涩，温。形如小瓜而有鼻，皮薄，色赤黄，香而甘酸不涩，去硬皮及子，臼中杵碎，晒干。陈久者良。忌铁器。

李濒湖曰：木瓜可种可接，可以枝压。其叶光而厚，其实如小瓜而有鼻，津润味不木者为木瓜。圆小于木瓜，味木而酢涩者为木桃，似木瓜而无鼻。大于木桃，味涩者为木李，亦曰木梨，即榠楂及和圆子也。鼻乃花脱处，非脐蒂也。

木瓜木、叶、花、实，酷类榠楂，俱是系一类，其实如瓜，但看花脱处，有鼻者为木瓜，无者为榠楂也。处处遍有之。今人罕知是为木瓜，而试于用者也。误以阇地锦实为木瓜，殊非是。

山楂

酸，微温。核有功力，不可去也。

柿饼

甘，寒。其霜谓之柿霜，甘，冷。反杜鹃花，误并食，
杀人。

柿蒂

涩、苦，温。大者如碟，八棱而扁，其次如拳。以核少者
为佳。

柿，今园圃种接者甚繁，惟方柿蒂宜入药。

石榴皮

酸、涩，温。勿犯铁器。浆水浸一夜，取出用，其水如
黑汁。

橘皮

苦、辛，温。水洗，润透，刮去筋膜，晒干用。

橘，今俗谓白香子者，即此也。

薛立斋曰：陈皮来年者方可用。

李濒湖曰：橘皮纹细，色红而薄，内多筋脉，其味苦、辛；
柑皮纹粗，色黄而厚，内多白膜，其味辛、甘；柚皮最厚，而虚
纹更粗，色黄，内多膜无筋，其味甘多辛少。但以此别之，即不
差矣。今天下多以广中来者为胜，江西者次之。然亦多以柑皮杂
之，柑皮犹可用，柚皮则悬绝矣。

橘核

苦，温。炒，去壳。

青皮

即橘之未熟而色青者。苦，烈，辛，温。以汤浸，去瓤，切
片，醋拌，瓦炒过用。

李中立曰：头破裂者，俗呼四花青皮。凡用，以此为胜。今
人多以小柑、小柚、小橙伪为之，不可不辨。

柑皮

甘，冷。要大而皮厚，色红者入药，制同橘皮。

柑与橘虽形体相类，而其种实有别。今人概收柑皮充橘皮，非矣。

枇杷叶

苦、甘、辛，平。湿叶重一两，干者三叶重一两者，为气足，堪用。以粗布拭去毛，或以粟杆作刷，炙用。

胡桃

甘，热。

胡桃，俗呼唐胡桃者宜入药。其姬胡桃，《食物本草》所云，产荆襄者，正指此也。鬼胡桃，即山核桃也。

橡斗子

苦，温。去壳，水浸去涩味，蒸极熟，焙用。斗壳亦入药，宜捣细，炒焦，或烧存性，研用。木皮、根皮，去粗皮用。

荔枝核

甘，温，涩。

龙眼肉

甘，温、平。

橄榄

涩、甘，平。凡用，截去两头，以其性热也。

榧子

涩、甘，平。榧子皮反绿豆，能杀人。

松子

甘，小温。今名为海松子，类枫子而小。

海松子，甲斐州山中多有之。

槟榔

苦、辛、涩，微温。去空心者，刮去脐皮。见火无功。

大腹皮

辛，微温。其树多集鸩鸟，宜先以黑豆汁洗，后以水再洗过，晒干，火焙，切用。

郁李仁

辛、苦、酸，平。汤浸，去皮尖及双仁者，研膏用。

郁李，即今尼歪撒窟刺也。条生作丛，高五六尺，其叶如李，更尖长，其花有千叶、单叶，红白色。单叶者则结实若樱桃而小，赤色，味甘酸，可食，亦有大小二种，核中仁入药。

川椒

辛，热，有毒。去核及闭口者，微炒出汗，乘热入竹筒中，捣去里面黄壳，取红用。杏仁为使，畏款冬花、防风、附子、雄黄，可收水银。中其毒者，凉水、麻仁浆解之，五月勿食椒。

李濒湖曰：蜀椒肉厚皮皱，其子光黑，如人之瞳仁，故谓之椒目。他椒子虽光黑亦不似之，若土椒则子无光彩矣。

胡椒

辛辣，热。

荜澄茄

去柄及皱皮，蒸，杵细，晒干。

吴茱萸

辛、苦，大热，有毒。盐汤洗去苦烈汁，焙干用。闭口者有毒。蓼实为使，恶丹参、硝石、白垩，畏紫石英。

茶叶

苦、甘，微寒。以新芽一发，便长三四分许，其粗如针，味甘气芳，最为上品，堪入药中。恶榧子，服威灵仙、土茯苓者，忌饮茶。

李念莪曰：茶叶以味甘不涩，气芳如兰，色白如玉者为良，昔人多言，其苦寒不利脾胃，及多食发黄消瘦之说，此皆语其粗恶、苦涩者耳。故入药须择上品，方有利益。

孩儿茶

苦、甘、涩，平。出南番，系细茶末入竹筒中，紧塞两头，埋污泥沟中，日久取出，捣汁熬制而成。其块小而润泽者为上，块大焦枯者次之。番人呼为乌爹泥，又呼为乌叠泥，俗因搽小儿诸疮效，每呼为儿茶，又呼为孩儿茶。

甜瓜蒂

苦，寒。

按：《本草图经》云：瓜蒂，即甜瓜蒂也。《活人指掌补注》云：瓜蒂，即丝瓜蒂，俗名藤萝。二说不同。

莲子

甘，平，涩。不去心令人作吐。凡使，须去心，蒸，焙用。得茯苓、山药、白术、枸杞子良。青心名莲薏，苦，寒，亦入药。

谢在杭曰：赵州宁晋县有石莲子，皆埋土中，不知年代，居民掘土往往得之，有数斛者，其状如铁石，而肉芳香不枯，投水中即生莲叶，食之令人轻身延年，已泻痢诸疾。今医家不察，乃以番莲子代之，苦涩腥气，嚼之令人呕逆，岂能补益乎！

莲须

甘、涩，温。花开时采，取干。忌地黄、葱、蒜。

荷叶

苦，平。畏桐油，伏白银、硫黄。

芡实

甘，平。凡用，蒸熟，烈日晒裂，取仁，亦可舂取粉用。入涩精药，连壳亦可。

石莲子

苦，寒。其子中肉黄白色，心内空，无青芽，形细长而头圆，壳光黑，坚硬如石，故名石莲。别是一种药物，非藕实也。

按：李濒湖曰：今药肆一种石莲子，状如土石而味苦，不知何物也。缪仲醇曰：石莲子，产广中，出树上，木实，不宜入药。李中立[1]曰：石莲不知出何处，壳光黑，坚石，两头停匀，有有节者，若无节者，更黑，味极苦，此物经百年不坏。吴旻《续补扶寿精方》云：治噤口痢，不思饮食者，用石莲肉为细末，每服二钱，米汤加蜜调下。此石莲子非水中所产者，树出也，因肉内无心，名曰石莲，形似莲子。

又按：明·滕可斋《神农本经会通》云：山东有一种木，生石莲，仿佛藕实。石莲子，但形细长而头光圆，黑色如漆，壳内无心，肉黄色，似豆瓣，味甚苦寒。今俗医不读《本草》，不知根源气味何如。贾人又以远来为贵，当藕石莲出卖，以讹乱真。俗医不辨，亦误用之。若胃弱食少者误服，呕吐反增，恶食愈甚。若痢疾噤口不食者误服，胃气愈败，去死不远。若清心莲子饮误用者，不察去心之说，杀人不少。予特著此，以为俗医之戒，服饵者可不慎乎！清·何镇《本草纲目类纂必读》云：余考群书，多言石莲即深秋之老莲子也。按：莲子虽至老而心必存，石莲子，劈破无心，自是别种。以之治白浊及噤口毒痢，殊有神圣之功，又非老莲子所能者，但不识此种产于何地耳。清心莲子饮并瑞莲丸，俱是肆中之石莲，劈破无心之一种，非老莲子也。高明考之二说不同，用者宜审之。

---

❶ 李中立：原误作"李仲立"，文中他处均作"李中立"。故改之。

卷第三

木之属

柏子仁

即侧柏实。甘、辛，平。蒸熟，曝烈，春簸取仁，炒，研入药。畏菊花、羊蹄草。

侧柏叶

苦、涩，寒。柏有数种，入药惟取叶扁而侧生者，故曰侧柏。或生或炒，各从本方。瓜子、牡蛎、桂为使，畏菊花、羊蹄、诸石及面曲，伏砒硝。

松脂

苦、甘，温。凡用松脂，先须炼治，用大釜加水置甑，用白茅藉甑底，又隔细布或缣子，布松脂于上，炊以桑薪，汤减频添热水，候松脂尽入釜中乃出之，投冷水，既凝又蒸，如此三过，其白如玉，然后入用。伏汞。

松脂，市中卖者，多杂他木液泪在内，须辨认之。

桂心

甘、辛，大热，有小毒。桂有等：肉桂，乃近根之最厚者，辛烈肉厚；官桂，即在中之次厚者，味稍淡于肉桂，皮薄少脂，因桂多品，而取其品之最高，乃上等供官之桂也；桂心，即去其上粗皮，而留其近木之味辛而最精者；桂枝，即顶上细枝条。春夏禁服，秋冬宜煎。得人参、甘草、麦门冬、大黄、黄芩、柴胡、地黄、紫石英良，忌见火及生葱、石脂。

桂枝

甘、辛，微热。去上粗皮用。

桂须要色紫赤，味辛烈者用之。如不辛烈勿入剂。肆中有松浦桂心，殊不中用。

辛夷

辛、温。刷去毛，微焙。川芎为使，恶五石脂，畏菖蒲、蒲黄、黄连、石膏、黄环。

沉香

辛、苦，温。入丸散到为末，入煎剂惟磨，临时入之。忌日曝、火烘。香之等凡三：曰沉、曰栈、曰黄熟。沉水者为沉香，半沉者为栈香，不沉者为黄熟香。入药沉水者上，半沉者次之，不沉者可熏衣及焚烧而已。

沉香，今肆中所卖，其气多焦烈，又置之水中不能沉，乃黄熟香类尔，非沉之精美者也。入药选品之高者，用之可也。又有奇南香，燔之极清烈，酝藉香之至者。历考众书，或以沉香、奇南为二木，或谓沉香皆枯树根可结，惟奇南乃沉之生结者，其说不同。诸香皆来自外舶，非本方所有，今虽自不能决其是非，然细视之，则其类似不同原也。以生结、熟结分之之说，不可轻信。

丁香

辛，热。取紫色，去丁盖乳子，发人背痈也。勿见火。有雌、雄二种：雄者颗小，为丁香；雌者大如山茱萸，为鸡舌香，即母丁香也，入药最胜。畏郁金。

檀香

辛，温。皮实而色黄者为黄檀，皮紫而色白者为白檀，皮腐而色紫者为紫檀。其木并坚重清香，而白檀尤良。宜以纸封收则不泄气。

降真香

辛，温。紫而润者为良。

乌药

辛，温。生用，或酒浸一宿，炒用。

乳香

辛、苦，微温。圆大如乳头，色白，入丸药以少酒研如泥，以水飞过，晒干用。或言以灯草同研，或以乳钵坐热水中研之，或以箬叶上炙之研，皆易细。

按：乳香一名熏陆香，今药肆中又别有名为熏陆香者，非是。详见琥珀条。

没药

苦，平。色黄黑，修治与乳香同。

白胶香

即枫香脂。辛、苦，平。

今人多以佳一狄木当枫树，殊为谬误。

骐驎竭

甘、咸，平。状若胶饴，凝块红赤，与血同色。欲试真伪，但嚼之不烂如蜡者为上。今人试之，以透指甲者为真，或以火烧之，有赤汁涌出，久而灰不变本色者，乃真也。入药勿与众药同研，恐化作尘飞也。得密陀僧良。

安息香

辛、苦，平。状如松脂、桃胶，黄黑色。酒煮，研。有如饧者，谓之安息油。

苏合香

甘，温。药中只用苏合油，如黐胶，以筋挑起，悬丝不断者，真也。亦番国树生之膏，必浓而无滓者为上。

龙脑香

大辛、苦，温。市家多以番硝混搀，然其质重，色苍如砂，细碎。龙脑轻浮洁白，片片相佯，须细辨之。入磁罐，同灯草藏贮，不致耗蚀。今人多以樟脑升打乱之，不可不辨也。

黄衷海语曰：片脑产暹罗诸国，惟佛打泥者为上，其树高者三二丈，叶如槐而小，皮理类沙柳，脑则其皮间凝液也。好生穷谷岛，夷以锯付猋，就谷中尺断而出，剥而采之，有大如指，厚如二青钱者，香味清烈，莹洁可爱，谓之梅花片。鬵至中国，擅翔价焉。复有数种，亦堪入药，乃其次耳。

樟脑

辛，热。凡用，每一两以二碗合住，湿纸糊口，文武火燜之，半时许取出，冷定用。

煎樟脑法：用樟木新者，切片，以井水浸三日三夜，入锅煎之，柳木频搅，待汁减半，柳上有白霜，即滤去滓，倾汁入瓦盆内，经宿自然结成块也。

炼樟脑法：用铜盆以陈壁土为粉糁之，却糁樟脑一重，又糁壁土，如此四五重，以薄荷安土上，再用一盆覆之，黄泥封固，于火上款款炙之，勿令走气，候冷取出，则脑皆升于上盆。如此升两三次，可充乱片脑矣。故用片脑须要细辨。

阿魏

辛，温。产波斯国，黑色者不堪，黄散者为上。臭烈殊常，极臭，而又能止臭，最难真者。试法：以半铢安熟铜器中一宿，沾阿魏处白如雪者。又法：以一铢安柚树上，树立干便是真者。

研细用，热酒器上挹过，置地冷入药。

芦荟

苦，大寒。产波斯国，状似黑锡，木滴脂泪结成也。先捣成粉，然后入药。解巴豆毒。

胡桐泪

咸、苦，大寒。有木、石二种：木泪，乃树脂流出者，其状如膏油；石泪，乃脂入土石间者，其状成块形，如小石片子。黄土色，重实而坚者为上。又若硝石，得水便消，以其得卤斥之气，故入药此为胜。伏砒石。

按：《河间府志》曰：桎树流沫之附者为胡桐泪。遍查本草无此说，惟韩保升言，初生似柳者差近之，岂固然耶。桎今有之木也，取其脂泪以试于用而可也。

黄柏

苦，寒。选肉厚，色黄者，炒褐色。生用则降实火，熟用则不伤胃。酒制则治上，盐制则治下，蜜制则治中。恶干漆，伏硫黄。

厚朴

苦，温。质厚，色紫者良。去粗皮，姜汁浸透，酥炙用。干姜为使，恶泽泻、硝石、寒水石。忌豆，食之动气。《图经》曰：厚朴木高三四丈，径一二尺，春生叶如槲叶，四季不凋，红花而青实，皮极鳞皴而厚。紫色多润者佳，薄而白者不堪。三月、九月、十月采皮，阴干。

按：厚朴，世人相承以复复树充之，视本草所图，其形颇相近。然《图经》云：春生叶，四季不凋，红花而青实，皮极鳞皴而厚，紫色。则图与说不相应也，其皮、气味亦似有不同，故不以复复树定为厚朴也，当俟访问。

杜仲

苦、辛、甘，温。脂厚润者良。去粗皮，盐酒炒，或以姜汁拌炒去丝。恶玄参、蛇蜕皮。

杜仲有树生、蔓生二种，本草欠载蔓生一种。

椿白皮

苦，温。刮去粗皮，焙用。生用通利，醋炙固涩。香者名椿皮，色赤无毒。臭者名樗皮，色白。

樗白皮

即臭椿。苦、涩，凉，有小毒。制硫黄、砒石、黄金。椿、樗二木皆有之。俗以山茶花为椿，甚误也。

干漆

辛、咸、苦，温，有毒。入药宜黑漆捣碎，炒令烟尽，不尔损人肠胃。若是湿漆煎干更好，亦有烧存性者。中其毒者，多食蟹及甘草、黑豆汤解之。生漆疮者，杉木汤、紫苏汤、蟹汤浴之。若入漆室，先以蜀椒涂口鼻，可免疮矣。半夏为使，畏鸡子，忌油脂。

干漆，桶中自然干者，状如蜂房，孔孔隔者为佳。药市以石炭充干漆，极非也。石炭是石类，与漆悬绝矣！勿误用。又生漆有清来者，多杂桐油，不可入药。

桐实

大如巨枣，长寸余，壳内有子片，轻虚如榆荚、葵实之状，老则壳裂，随风飘扬。

桐子油

甘、微辛，寒，有大毒。桐油吐人，得酒即解。

油桐近江州，人多种莳，收子打油，货乏亦广。俗误以荏油名桐油，非也。

海桐皮

苦、温，平。皮有巨刺，如鼋甲之刺。

海桐叶，大如手，作三花尖，体有巨刺，如檕树。又别有海桐花，见《草花谱》，与此不同。

金铃子

即楝实。苦、酸，寒，有小毒。酒拌蒸，待皮软，刮去皮，取肉用。核、肉不可同使。若用核，捶碎，以浆水煮一伏时，晒干用。茴香为使。其根及皮微寒，微毒。种有雌雄：雄者，根赤无子，有大毒，杀人；雌者，根白子多。入药当用雌者。略刮外皮。

槐花

苦，平。未开时采收入药。炒用。

槐实

苦，寒，酸，咸。景天为使。

秦皮

苦，微寒。取皮，渍水便碧色，书纸青色者真。略刮外衣用。大戟为使，恶吴茱萸、苦瓠、防葵。

合欢皮

甘，平。去上皮，炒用。

皂荚

咸、辛，温，有小毒。有三种：一种猪牙皂荚，全无滋润，洗垢不去；一种粗大，长虚而无润；一种圆厚短促，皮薄肉多，味薄大好。选赤肥不蛀者，以新汲水浸一宿，铜刀削去粗皮，或酥，或蜜，反复炙透，去子弦用。柏实为使，恶麦门冬，畏空青、人参、苦参，伏丹砂、粉霜、硫黄、硇砂。

荆沥

甘，寒。○荆实，苦，温。防己为使，畏石膏。

取荆沥法：用新采荆茎，截尺五长，架于两砖上，中间烧火炙之，两头以器承取，热服或入药中。又法：截三四寸长，束入瓶中，仍以一瓶合住固，外以糠火煨烧，其汁沥入下瓶中，亦妙。

《图经》曰：牡荆，俗名黄荆是也，枝茎坚劲，作科不作蔓，叶如蓖麻，更疏瘦，花红作穗，实细而黄，如麻子大。或云，即小荆也。

诸家说牡荆、蔓荆，纷纠不一。李濒湖复解二物不分，愈益淆乱，以他书参之，当以《图经》之说为正也。但陶隐居《论牡荆》曰：荆花白，多子，子粗大，历历疏生，不过三两茎，多不能圆，或扁，或异，或多似竹节，叶与余荆不殊者，别又似有此种，与黄荆自不同也。

蔓荆子

苦、辛，微寒。凡使，去蒂并白膜，打碎用。恶乌头、石膏。

蔓荆，茎高四五尺，对节生枝，初春因旧枝而生叶，如榆叶长而尖，有锯齿，至夏盛茂，杪间开花成穗，红紫色，其子如梧子许大，而有白膜皮裹之。濒海地皆有之，八九月采实。

紫荆

苦，寒。皮、梗及花，功用皆同。其皮以厚而紫色，苦味如胆者为胜。

紫荆春开紫花，甚细碎，其作朵生出无常处，或生于木身之上，或附根上，枝下直出，花罢叶出，光紧微圆，其实作荚，中有子，圆如小珠，人多种于庭院间，殊可观。今人以其花紫，号曰苏方木也。

木槿根皮

甘，平、滑。

木芙蓉

微辛，平。叶并花入药。

密蒙花

甘，平、微寒。花小色黄，嚼之甘甜。酒润，焙。

缪仲醇曰：形与芫花相似，但芫花狭小，而密蒙差大为异。用者宜详辨之。

卖子木

甘、微咸，平。

接骨木

甘、苦，有小毒。

冬青

甘、苦，凉。子、叶及木皮入药。

枸骨

微苦，凉。叶并木皮入药。

女贞

微苦，平。叶及实入药。实，酒浸一宿，擦去皮，蒸透，晒干，为末。

女贞、冬青、枸骨三木颇相类，惟以叶微圆而子赤者为冬青，叶长而子黑者为女贞，厚硬有五刺角，结实如女贞者为枸骨。三种俱上品，无毒妙药。缪希雍书中屡盛称其有效，夫岂无故而得此隆誉哉！冬青、女贞二木亦有似之而非者，用当辨认。

常山

苦，寒，有毒。形如鸡骨，色如鸡子黄者佳。酒浸一宿，切薄片，慢火炒透。又有醋制者，吐人。畏玉札。忌葱菜、菘菜，伏砒石。○五月采叶，阴干，名蜀漆，辛，平，有毒。桔梗、瓜蒌为使，恶贯众。

蜀漆，俗谓之小臭木此也。叶似茗而长大，两两相当，木高丈余。山城州鞍马山特多有之。按：《图经》云：海州出者，叶似楸叶，八月有花，红白色，子碧色，似山楝子而小，今俗名臭木者即此也。人多充蜀漆用，然终是非蜀漆之真。

芫花

辛、苦，温，有大毒。醋煮数沸，去醋，更以水浸一宿，晒干用，则毒灭也。或以醋炒者次之。留数年者良。不可近眼。决明为使，反甘草。

芫花，今俗误名紫荆者即此也。小木高二三尺，枝茎紫色，叶似白前及柳叶，根白色如榆根，二月发紫碧花，似藤花而细长，先花后叶。叶未生时收采，日干。叶生花落，即不堪用也。药肆中都不识芫花，乃采水菊花充之，非是。又以此为紫荆，殊为缪妄。

白茯苓

甘、淡，平。去皮膜及筋用。色白而坚实者佳。恶白蔹，畏牡蒙、地榆、雄黄、秦艽、龟甲，忌米醋及酸物。

赤茯苓

即茯苓之色赤者，制、忌同白茯苓。

茯神

即茯苓抱根而生者，去皮及心内木。畏、忌同白茯苓。

茯苓，诸山皆有之。药肆掘取茯苓，日干，恐其秤两有减，不候十分干透贮之，故色洁白者殊少矣。又以其坏而色赤者假赤茯苓售之，不可不辨。又有名蕨茯苓者，乃掘蕨地得之者，时有抱蕨根者，盖其地几千百年前松林在焉，而为人斩伐，茯苓结成于土底，以见于今日者也。不可据目而为茯苓，亦有自蕨成者矣。

猪苓

甘、淡，平。作块，类猪粪，皮黑肉白。水浸去皮，生用。

雷丸

苦、咸，寒，有小毒。大小如栗，皮黑肉白，甚坚实。甘草汤浸一夜，铜刀刮去黑皮，酒拌蒸，焙干用。荔实、厚朴、芫花为使，恶蓄根、葛根。赤者杀人。

桑寄生

甘，平。真者极难，必连桑枝采者乃为可用，别树生者，气性不同，恐反有害也。其叶圆而微尖，厚而柔，面青而光泽，背淡紫而有茸，断其茎，色淡黄者为真。

桑寄生难得真，有以用他木寄生，至于陨命者，可不慎哉。然寓木亦有三四种，气类自不同也，不惟以杂树上者，不可用之。虽寄桑上者其形样不一，如上说则为难遽用也。今人多以桑上瘿花充之，亦非是。

松寄生

苦、甘，平。形状与桑寄生一样，他木皆有之。若非自采，即难用也。

冯嗣宗《名物疏》云：本草草部有菟丝，木部有松萝。松萝一名女萝，性味及所生全别。《尔雅》云：女萝，菟丝。故毛公"有颀者弁"传云：女萝，菟丝，松萝也。陆玑驳之，以为二物殊异。予谓此非《尔雅》之误，乃毛公之误也。草木多有名同实异者，菟丝名女萝，松萝亦名女萝，《小雅》所称之女萝，正是松萝，非菟丝也。

按：松寄生有二种也：一种形如桑寄生，以其生于松上，故其色少有异耳；一种松上浮蔓。色青而细长，又名松萝、名女萝，俗名索而和革折是也。此松寄生有二物，而女萝亦非一种也，古今释者相混以此也。

竹之属

竹叶

淡、甘，寒。

《图经》曰：竹，处处有之，其类甚多，而入药惟用箽竹、淡竹、苦竹三种，人多不能尽别。按：《竹谱》：箽竹，坚而促，节体圆而质劲，皮白如霜，大者宜刺船，细者可为笛。苦竹，有白有紫。甘竹，似箽而茂，即淡竹也。然今之刺船者，多用箽竹。作笛自有一种，亦不名箽竹。苦竹亦有二种，一出江西闽中，本极粗大，笋味殊苦，不可啖。一出江浙，肉厚而叶长阔，笋微有苦味，俗呼甜苦笋是也。今南人入药烧沥，惟用淡竹一品，肉薄，节间有粉者。

陈廷采曰：淡竹叶，竹类颇多，难指何是，惟尝笋味，淡者为然。箽竹、雷竹、水竹，味淡兼甜，治病第一。笙竹、箭竹，味皆纯淡，采用亦宜。苦竹、紫竹，苦辣而膻，不堪入药。东坡苏公曰：淡竹者，对苦竹为文。除苦竹之外，皆淡竹也。迹此观之，足可征矣。

草中一种，茎如铁线而长，叶小如竹；一种茎青而短，叶大如竹；一种开花青翠，叶如竹。俱名淡竹叶。古今方书或有用之，但金其名而未细注其物者。当考穷精详，必得证治相合，庶不失于孟浪也。

竹茹

甘，微寒。刮去青皮，用第二层。

竹沥

甘，微寒。

取竹沥法：以竹截，长二尺，劈开，以砖两片对立，架竹于上，以炭火炙之，其沥自出，以器承取用。一法：用净缸一只，将淡竹锯成段，劈碎，水浸一时，看缸大小，装满，缸口用竹拦住，打一土坑，下放一钵，头以缸倒着，口向钵头，以黄泥糊缸钵，合缝处及缸周围与底，候干，外以砻糠堆放缸周围与底，用火燃着糠，听渐烧完，遍火气逼缸内，竹沥自滴钵头内，多而且清洁，殊胜前法。

天竹黄

甘，寒。生南海镛竹中，此竹极大，又名天竹，其内有黄，可以疗病。今诸竹内往往得之，亦可代用。

吴僧赞宁《笋谱》云：镛竹笋出广州，此本竹绝大，内空，容得三升许米，交广以来，人将此作升子，量出纳。其出黄，可疗风痫疾，名天竹黄。按：竹黄名天竹，言此竹大也，亦犹天麻、天蓼。言天■如云雀，麦鼠苋言小也。或曰，天竺之竺，非也。详其竹，亦疗风，笋功可见也。一说，竹黄是南海边竹内尘沙，加于竹凝结成致。竹兼笋皆疗风疾。

沈存中《梦溪补笔谈》云：岭南山中有大竹，有水甚清澈，溪涧中水皆有毒，惟此水无毒，土人陆行多饮之，至深冬则凝结如玉，乃天竹黄也。王彦祖知雷州日，盛夏之官，山溪间水皆不可饮，惟剖竹取水。烹饪饮啜，皆用竹水。次年被召赴阙，冬行求竹水不可复得，问土人乃知，至冬则凝结，不复成水。遇夜，野火烧林木为煨烬，而竹黄不灰，如火烧兽骨而轻。土人多于火后采拾，以供药品，不若生得者为善。

李中立曰：竹黄，形块大小，散碎不同，体轻，有黑、白、牙色之异，味甘。牙色者善，白者次，黑者下。人多烧龙蛟诸骨、蛤粉杂之，宜辨。

竹黄有从清来者，恐是非真耳。又肆中采竹蓐以假充，非是。竹黄，即竹内所生，如黄土，著竹成片者，与竹蓐全别，勿用。

箬叶

甘，寒。其干高不过四五尺，而叶独大于诸竹。今用以裹粽者。

卷第四

鳞之属

龙骨

甘，平，有小毒。其骨细文广者是雌骨；粗文狭者是雄。五色全具上品，白中黄者次，黑色者勿用。舐之著舌者佳。煅赤，研细，酒浸，焙干，水飞三度用。一云：凡入药，须水飞过，晒干，每斤用黑豆一斗，蒸一伏时，晒干用。否则著人肠胃，晚年作热也。畏石膏，得人参、牛黄良。牛黄恶龙骨，而龙骨得牛黄更良，有以制伏也。忌鱼及铁器。齿、角，治同龙角，畏干漆、蜀椒、理石。

《图经》云：今河东州郡多有之。李肇国《史补》云：春水至时，鱼登龙门，蜕骨甚多，人采为药，有五色者。龙门是晋地，与《本经》合，岂龙骨即此鱼之骨乎？

寇宗奭曰：诸说不一，终是臆度，曾有崖中崩出一副皮体，头角皆备，不知蜕耶？毙耶？谓之蜕、毙，则有形之物不得生见，死方可见。谓之化，则其形独不可化与。

朱国祯《涌幢小品》云：大禹治水，至震泽，斩黑龙以祭天。本朝永乐间，大获龙骨。吴江史鉴为之志云：龙坟在今秀水县复礼乡小律原北，距大湖可六七十里，初由村氓耕田，往往得龙骨而未识也。永乐间，有一渔者始识之，因潜持出，以售于苏州南濠徐氏药肆中，岁以为常。一日，徐问："有龙角否？"其人曰："有。"乃以一枝遗徐。有朱永年过徐肆中，见之，惊问："得之何所?"曰："适有人来售。"朱问："其人去远近?"曰："未远。"因急追及之。盖是时，有左珰号李黄子者，方受命求采珍异，朱以买办户，出入珰所，欲以为奇货也。遂偕其人告于珰，珰檄郡县调夫船具，畚锸舁往掘之。初，人见有状如浮屠氏所谓金刚神者数辈，俨然如生，众方骇异，及见风随化尽，惟余骨尔。遂得龙骨、角、齿、牙凡数十舰，献于朝，窃取者不与焉。时方贵龙角带，自非诸王勋戚不能得，一铐直十余金，及是价为之顿贱。秀水在当时犹为嘉兴，宣德间始分为秀水。今其田可六十亩许，不加粪治而收获倍于他田。岁每大风雨，则板木发屋，而禾稼反无损，耕者犹时时得龙骨田中，意当时已尽取，不应有遗，岂其地为龙所窟，而潜蜕其中欤。至大禹治水，至震泽，斩黑龙以祭天之文，不知出于何书? 历考《吴越春秋》、《吴郡志》、《苏州志》，无所经见，不敢强为之说。

紫梢花

甘，温。著木枝如蒲槌状，其色灰白而轻松。

按：陈自明《妇人良方》云：紫梢花，生湖泽中，乃鱼虾生卵于竹木之上，状如糖澌，去木用之。钱大用《活幼全书》云：紫梢花，即湖泽中鲤鱼生卵于竹木之上是也。今湖水芦苇间亦多有之，俗名勿奈哥。

鲮鲤甲

即穿山甲。咸，微寒，有毒。肖鲤而有四足，黑色，能陆能水。凡用之，或酥炙、醋炙、童便炙，或土炒、蛤粉炒，或烧，或油煎，打碎用，未有生用者。仍以尾甲乃力胜。

蛤蚧

咸，平，有小毒。其毒在眼。用酒洗，去头、足、鳞、爪，以酥炙，研用。只含少许，奔走百步不喘息者，乃为真也。

郭佩兰曰：生广南水中，夜居榕树上，形如守宫，尾与身等，雌雄相随。药力在尾，而此物最惜其尾，每见人取之，多自啮，断尾而去。采之，须以两股铁叉刺之为得。入药须用雌雄。雄为蛤，皮粗口大，身小尾粗；雌为蚧，皮细口尖，身大尾小。宜丸散中用。

蛇蜕

咸、甘，平，有毒。色白如银者良，青黄苍色者勿用。以皂荚水洗净，干，或酒、或醋、或蜜浸，炙黄用，或盐泥固，煅存性用。畏磁石及酒，孕妇忌服。

白花蛇

咸、甘，温，有毒。凡用花蛇，换酒浸，春秋三宿，夏一宿，冬五宿，取出，炭火焙干，如此三次，以砂瓶盛，埋地中，一宿出火气，去皮骨，取肉用。

郭佩兰曰：虽有黔上，惟取蕲州，其蛇龙头虎口，黑质白花，胁有二十四方胜文，腹有念珠斑，口有四长牙，尾有爪甲，长一二分，肠如连珠，多在石楠藤上。诸蛇鼻向下，独此鼻向上。诸蛇死目闭，惟此目开如生，虽枯而眼光不陷，他处者则否矣。蕲两界者一开一闭，去头尾各三寸，取其中段，不过净肉四两而已。亦有单用头尾者，取其倍毒也。若黔者，倍大，头尾可去一尺，酒浸一二宿，火炙，去尽皮骨，盛砂瓶，埋地中出火毒，密封藏之，十年不坏。其骨须远弃之，伤人，毒与生者同也。

乌梢蛇

甘，平，有小毒。功同白花。但性善而不啮物，色黑如漆，背有三棱如剑脊，眼有赤光，枯死不陷，尾细长，能穿小铜钱一百文者良。头上有逆毛，腹下有白带子一条，长一寸者，雄也，入药最妙。此蛇不食生命，多在芦丛中吸南风及其花气，重七钱至一两者为第一。粗大者，力弥减也。市中用他蛇熏黑乱真，但眼不光耳。

青鱼胆

苦，寒。腊月收取，挂壁阴干。

按：《图经》云：青鱼生江湖间，似鲩而背正青色。南人多以作鲊，其头中枕骨，蒸令气通，曝干，状如琥珀。荆楚人煮柏作酒器、梳篦甚佳，此与今人名青鱼者自别也，不可因名迷实也。

海螵蛸

即乌贼鱼骨。咸，微温。炙令黄，研细，水飞，轻脆而白。恶白及、白蔹、附子，能淡盐，伏硇，缩银。

介之属

龟甲

咸、甘，平。锯去四边，石上磨净，灰火炮过，涂酥，炙黄用。亦有酒炙、醋炙、猪脂炙、烧灰用者。须研极细，否则粘人肠胃，能变癥瘕。勿令中湿，湿即有毒。恶沙参、蜚蠊，畏狗胆，瘦银。古者上、下甲皆用之，后人惟用底版入药。

鳖甲

咸，平。七肋九肋，不经汤煮者佳。入药以醋炙黄用。畏葱及桑灰，恶矾石、理石。

鳖，俗名大乌龟者此也。今市肆间以海龟甲充之，误矣！

牡蛎

咸，微寒。先以盐水煮一伏时，再入火中煅赤，研细，水飞用。贝母为使，得甘草、牛膝、远志、蛇床子良，恶麻黄、辛夷、吴茱萸，伏硇砂。

真珠

咸、甘，寒。以新，完，未经钻缀者，绢包，入豆腐中煮一炷香，捣碎，研二万余，如飞面方堪用。不细伤人脏腑。

石决明

咸，寒。盐水煮，或以面裹煨熟，磨去粗皮，研一万下，水飞用。七孔，九孔者良。

海蛤

咸，平。火煅，研粉，水飞用。不入汤药。蜀漆为使，畏狗胆、甘遂、芫花。

海蛤，海中诸蛤烂壳之总称，不专指一蛤也。壳为风涛所洗，自然圆净，小者如细麻，大者若棋子。

蛤蜊粉

咸，寒。取紫口蛤蜊壳，炭火煅成，研粉，水飞用。

造海石法：紫口蛤蜊，以炭火煅成粉，候瓜蒌熟时，连子、肉同粉，捣烂作饼子，竹筛盛悬风处，阴干，次年听用。入丸药为极细末，入煎药为咀。能化酒痰、顽痰，盖咸能软坚，蛤生海中，凝结成壳，得咸性多，故能破痰之墙壁，而瓜蒌又去痰之药，故用之相和，则攻去凝结之老痰极有效。或以海浮石为海石者，非是。

羽之属

白丁香

即雄雀屎。苦，温，微毒。头尖挺直者是雄，两头圆者是雌。腊月采，去两畔附著者，研细，以甘草水浸一日，去水，焙干用。

白丁香，药肆多杂以雀儿及他禽屎，用宜详之。

夜明砂

即蝙蝠屎。辛，寒。以水淘去灰土、恶气，取细沙晒干，焙用。恶白蔹、白薇。

五灵脂

即寒号禽粪。甘，温。色黑如铁，气甚臊恶，粒大如豆，有如糊者，有黏块如糖者。以糖心润泽者为真。多夹沙石，极难修治。去沙石，研为细末，以酒飞过，晒干用。恶人参，损人。

毛之属

猪脂

甘，微寒。腊月炼净，收用，历年不坏。反乌头、梅子。

药肆中或以野猪脂伪充，用之宜审。

酥

甘，寒。以牛乳入锅煎二三沸，倾入盆内，冷定，待面结皮，取皮再煎，油出去渣，入在锅内即成矣。

阿胶

甘、咸，微温。或炒成珠，或以面炒，或以酥炒，或以蛤粉炒，或以糯米粉炒，或酒化成膏，或水化成膏，当各从本方也。得火良，薯蓣为使，畏大黄。

阿胶货者多伪，最难得真，明彻质脆，击之易碎者为真。假者质软难敲，枯黯似墨。

李濒湖曰：阿胶，东阿有井大如轮，深六七丈，岁常煮胶，以贡天府。其井乃济水所注，济水清而重，其性趋下，用搅浊水则清，以之煮胶，取其治瘀浊及逆上之痰也。古方所用，多是牛皮，后世乃贵驴皮。若伪者，皆杂以马、骡、驮皮革、鞍、靴之类，其气浊臭，不堪入药。当以黄透如琥珀色，或光黑如翳漆者为真。真者不作皮臭，夏月亦不湿软。

黄明胶

甘，平。

李濒湖曰：黄明胶，乃牛皮所作，其色黄明，但非阿井水所作耳。其功用亦与阿胶仿佛。苟阿胶难得，则真牛皮胶亦可权用。

牛黄

苦、甘，凉。外有膜包，如蒜头，中如鸡子黄，重叠可揭折，轻虚气香，色赤黄有光，摩指甲上黄色透甲，置舌上先苦后甘，清凉透心者为真也。研细如粉用。人参为使，恶龙骨、龙胆、地黄、常山、蜚蠊，畏牛膝、干漆。

雷敩曰：此有四种：喝迫而得者名生黄；杀死在角中得者名角中黄；牛病死后心中剥得者名心黄，初在心中如黄浆汁，取得便投水中，沾水乃硬，如碎蒺藜及豆，与帝珠子者是也；肝胆中得者名肝黄。大抵皆不及生黄为胜。

《图经》云：凡牛有黄者，身上夜有光，眼如血色，时复鸣吼，恐惧人，又好照水，人以盆水承之，伺其吐出，乃喝迫即堕下。水中取得，阴干百日，一子如鸡子黄大，重叠可揭折，轻虚而气香者佳。然人多伪之。试法：但揩摩手甲上，透甲黄者为真。

寇宗奭曰：牛黄，轻松自然，微香。西戎有牦牛黄，坚而不香。又有骆驼黄，极易得，亦能相乱，不可不审之。

虎骨

辛，温。用头及胫骨。色黄者佳。凡虎身，数物俱用，雄虎者胜。药箭射死者，骨青不可入药，其毒浸渍骨血间，能伤人也。捶碎，去髓，涂酥，或酒，或醋，各随方法。炭火炙黄入药。畏蜀漆、蜀椒、磁石。

犀角

酸、咸、苦，寒。入药用黑，尖，生者为佳。若现成器物被蒸者，不堪用。锯成小块，以薄纸裹于怀中一宿，乘燥捣之，应手如粉。松脂、升麻为使，恶乌头、乌喙、雷丸、雚菌，忌盐、酱。

李濒湖曰：犀角纹如鱼子形，谓之粟纹。纹中有眼，谓之粟眼。黑中有黄花者为正透，黄中有黑花者为倒透，花中复有花者为重透，并名通犀，乃上品也。花如椒豆斑者次之，乌犀纯黑无花者为下品。其通天夜视有光者，名夜明犀，故能通神开水，飞禽走兽见之皆惊。

熊胆

苦，寒。市中多伪。通明者佳。但取一粟许，滴水中，若线不散，运转如飞者真。余胆亦转，但缓耳。恶防己、地黄。

周密《齐东野语》云：熊胆善辟尘，试之以净水一器，尘幕其上，投胆米许，则凝尘豁然而开也。

羚羊角

咸，寒。角细如人指，长四五寸，多节，蹙蹙圆绕。剉细，避风，捣筛，更研万匝如飞尘，免刮人肠。菟丝子为使，能缩银。

陈藏器曰：山羊、山驴、羚羊三种相似，而羚羊有神，夜宿防患，以角挂树不着地，但角弯中深锐紧小，有挂痕者为真。如此分别，其疏慢无痕者，非也。

李濒湖曰：羚羊似羊而青色，毛粗，两角短小。羱羊似吴羊，两角长大。山驴，驴之身而羚之角，但稍大而节疏慢耳。

鹿茸

甘、咸，温。先用酥涂匀，于烈火中灼之，候毛尽，微炙，候黄褐色，研细入药，不可缺酥。又有用酒炙，及酒蒸，焙用者，当各从本方。中有小白虫，不可鼻嗅。

寇宗奭曰：茸最难得，不破及不出却血者，盖其力尽在血中故也，此以如紫茄者为上，名茄子茸，取其难得耳。然此大嫩，血气未具，其实少力，坚者又大老。惟长四五寸，形如分歧马鞍，茸端如玛瑙、红玉，破之，肌如朽木者最善。人亦将麋角伪为之，不可不察。按：沈存中《笔谈》云：《月令》冬至麋角解，夏至鹿角解，阴阳相反如此。今人以麋、鹿茸作一种者，疏矣。

鹿角

咸，温。以角寸截，泥裹于器中，大火烧一日，如玉粉，研用。杜仲为使。

白胶

即鹿角胶。甘，温、平。得火良，畏大黄。

作鹿角霜、鹿角胶法：全角细破，寸截，以米泔浸七日，令软，又急流水中浸七日，刮去粗皮，以东流水、桑柴火煮七日，旋旋添水，入醋少许，捣烂成粉者为鹿角霜。取粉，加无灰酒熬成胶，或只以浓汁熬成膏者为鹿角胶。

麋茸

甘，温。修治与鹿茸同。

麋角

甘，热。

造麋角霜、麋角胶法：并与鹿角霜、鹿角胶同。

麝香

辛、苦，温。研用。恶大蒜。不可近鼻，防白虫入脑。

李中立曰：真麝香，开之即远闻，久放且不生白朴。市者有以真香些须，杂以荔枝末，或炒鸡子黄为末，或炮枣肉，或酒制大黄等物搀入，裹以四足膝皮充卖，用者不可不辨。

明月沙

即兔屎。腊月收之。

腽肭脐

即海狗肾。咸，大温。毛色似狐，足形似狗，尾形似鱼，肾上两重薄皮裹，其丸核皮上有黄毛，一穴三茎，湿润如常新。置睡犬旁，惊狂跃跳者真也。酒浸，炙香，剉，捣，或酒煎熟合药。以汉椒、樟脑同收则不坏。

李濒湖曰：入药用外肾而曰脐者，连脐取之也。

虫之属

蜂蜜

甘，温、平。凡炼蜜，银石器盛，置重汤中以炭火煮一日，至滴水不散为度。生者有毒，酸者勿食，同葱食害人，同莴苣食令人下痢，食蜜饱后不可食鲊，令人暴亡。色白如膏者良。试蜜：以烧红火筯插入，提起出气是真，起烟是伪。

肆中有交趾蜜、太泥蜜，及白蜜、黑蜜，蜂蜜数品，皆从外国致来者，无测真假。今出蜜州郡，颇多熊野蜜，人皆用之，但以其并蜂儿绞之，故气味不佳，且久收易酸也。不拘所出州土，惟要无添杂者入药，用宜详审。

黄白蜡

淡、微温。乃蜜脾底也。取蜜后炼过，滤入水中，候凝取之。色黄者为黄蜡，煎炼极净，色白者为白蜡，非新则白而久则黄也。合大枣咀嚼即易烂。恶芫花、齐蛤。

露蜂房

咸、甘，温，有毒。露天树上者为最。炙末，用。恶干姜、丹参、黄芩、芍药、牡蛎。

虫白蜡

甘，温。坚而不软者佳。碎之，文理如白石膏而莹彻，乃为真也。

虫白蜡，医方中通名白蜡，与蜜蜡之白者不同，乃小虫所作也。市人谓之唐蜡，多杂以漆实之仁为售，不可不慎辨也。今见丛薄间，水槿上有蜡虫过来，遍生白花如凝霜，人未知刮取为蜡，故不为时用也。

五倍子

苦、酸、涩。生于盐肤木上，圆长不等，缀于叶间，其壳坚脆，中空，有细虫如蟣蟓。采，蒸，去虫用。

百药煎

涩，甘。

造百药煎法：用五倍子为粗末，每一斤用真茶一两，煎浓汁，入酵糟四两，擂烂拌和，器盛，置糠缸中罨之，待发起如发面状即成矣，拟作饼丸，晒干用。又方：以五倍子一斤，研末，酒曲半斤，细茶一把，研末，用小蓼汁调匀，入瓷器中盖紧，以稻草封固，过一七日后长出霜，作饼，晒干用。又方：六月五倍子一斤，生糯米一两，滚水浸过，细茶一两，上共研末，入罐内封固，过七日取开，晒干用。

桑螵蛸

咸，平。凡使，勿用杂树上生者，取桑上者。蒸过，火炙用，不尔令人泄。畏旋覆花。

白僵蚕

咸、辛，温，有小毒。不拘早晚，但用白色而条直，食桑叶者佳。米泔浸一日，待涎浮水上，然后漉出，焙，去丝及黑口。恶桑螵蛸、桔梗、茯苓、萆薢。

原蚕蛾

咸，温，有小毒。第二番蚕也。雄者入药。炒，去头、足、翅用。

蚇蚰

即全蝎。甘、辛，平，有毒。去足并土，炒用。全用者为全蝎，单用尾谓蝎梢，其力尤紧。雄者螫人，痛在一处，井泥敷之。雌者痛牵诸处，瓦沟下泥敷之，或在手足以冷水渍之，微暖即易，在身以水浸布拓之，皆验。又捣蜗牛涂，毒即解散。

《古今录验》云：被蝎螫者，但以木碗合之，神验。

蝉蜕

咸、甘，寒。凡使，沸汤洗，去泥土、翅、足，浆水煮过，晒干用。

蟾蜍

辛，凉，微毒。去皮、肠、爪，酒浸一宿，酥炙，干用。目赤、腹下无丹书八字者，不可用。

蟾酥

即蟾蜍眉间之白汁也。甘、辛，温。以蒜及胡椒等辣物纳其口中，则蟾身白出，以竹篦刮下，干用。真者轻浮，入口味甜。不可入目中，令人赤盲，或以紫草汁洗点即消。

蜈蚣

辛，温，有毒。以火炙去头、足、尾、甲用，或去尾、足，以薄荷叶火煨用之，或酒炙亦可。中其毒，以桑汁、白盐、大蒜涂之，或即以黄土水涂，以黄筒纸熏之，立效。畏蛞蝓、蜘蛛、鸡屎、桑皮、白盐。

蜗牛

咸，寒，有小毒。生池泽、草树间，形似小螺，白色，头有四黑角。以形圆而大者为胜，小者不堪用。

金石之属

金簿

辛，平，有毒。中其毒者，惟鹧鸪肉可解。恶铅，畏水银。

方中金簿，今世之人不识其为何等大，惟依据几片、几枚之数用之。非亲视唐簿，何以有所准则哉。唐簿据今曲尺度之，其广四寸四分，狭四寸而弱。朝鲜医郑斗俊言：一片者，百簿一钱重也。据此，则一片重一厘也，十片才得重一分。又按：《天工开物》云：凡金簿，每金七厘，造方寸金一千片。

自然铜

辛、苦、涩。于铜坑中及石间采之，方圆不定，其色青黄如铜，不从矿炼，故号自然铜。火煅，醋淬九次，研末，水飞用。

铜青

辛、酸、涩，微毒。取铜器上绿色者。淘洗用之，近时人以醋制铜生绿，取收，晒干。

黑锡

即铅。甘，寒，小毒。凡用，以铁铫溶化，泻瓦上，滤去渣脚，如此数次，收用。其黑锡灰，即铅沙溶出之物也，白锡灰不入药。

粉锡

甘、辛，寒。此即化铅所作胡粉也，通名官粉。

造胡粉法：每铅百斤，镕化，削成薄片，卷作筒，安木甑内，甑下、甑中各安醋一瓶，外以盐泥固济，纸封甑缝，风炉安火，四两养一次，便扫入水缸内，依旧封养，次次如此，铅尽为度。不尽者，留炒作黄丹。每粉一斤，入豆粉二两，蛤粉四两，水内搅匀，澄去清水，用细灰按成沟，纸隔数层，置粉于上，将干，截成瓦定形，待干，收起。

方中所用胡粉皆此物也。今人以蛤灰飞过，名之胡粉，用者宜审。

黄丹

辛、咸，寒。以水飞过，澄干，微火炒紫色，安地上去火毒，入药用。伏砒，制硇砂。

炒铅丹法：用铅一斤，硫黄十两，硝石一两，镕铅成汁，下醋点之，滚沸时下硫一块，少顷下硝少许，沸定，再点醋，依前下少许硝、黄，待为末，则成丹矣。若转丹为铅，只用连须、葱白汁拌丹，慢煎煅，成金汁倾出，即还铅矣。

入药，光明丹佳。市中有土黄色者，是炒丹不成者，勿用。

密陀僧

辛、咸，平，有小毒。捣细，火煮一伏时，水飞用。制狼毒。

李濒湖曰：密陀僧，原取银冶者，今既难得，乃取煎销银铺炉底用之。造黄丹者以脚滓炼成密陀僧，其似瓶形者是也。

水银

辛，寒，有大毒。以葫芦贮之，即不走漏，若撒失在地，但以川椒末或茶末收之，或以真金及锡石引之即上。畏磁石、砒霜。

雷敩曰：凡使，勿用草汞并旧朱漆中者，经别药制过者，在尸中过者，半生半死者。其朱砂中水银，色微红，收得后，用葫芦贮之，免遗失。

取砂汞法：用瓷瓶盛朱砂，不拘多少，以纸封口，香汤煮一伏时，取入水火鼎内，炭塞口，铁盘盖定，凿地一孔，放碗一个，盛水连盘，覆鼎于碗上，盐泥固缝，周围加火煅之，待冷取出，汞自流入碗矣。

取草汞法：用细叶马齿苋干之，十斤得水银八两或十两，先以槐木槌之，向日东作架晒之，三二日即干。如经年久，烧存性，盛入瓦瓮内，封口埋土坑中，四十九日取出，自成矣。

按：《广西通志》云：泗州出水银，取之之法，以人其用。人从外境市之，或逃走僮仆，或奸商缚雇役人，往售至其家，初以酒饭饲之三日，即引至水银坑中，挖窟埋之，露其首三日，其人痒不可忍，号呼彻天，乃以锹铲去其首，仍埋之数日，取出，则满腹、肠胃、指甲、骨髓中皆水银矣。安南近凭祥州地，亦有水银坑，取法同。每江西奸商雇人挑货，至界上贾易，则私与夷约，并雇工人卖之，价成无论，数十人俱缚去。此水银自然生于山石间者，乃知不独炼砂烧草取出也。于取之之法，则其惨有不忍闻者。然考证不详，名物何稽矣。今附其说以广异闻。

轻粉

辛，冷，有大毒。畏磁石、石黄，忌一切血，黄连、土茯苓、陈酱、黑铅、铁浆可制其毒。

升炼轻粉法：用水银一两，白矾二两，食盐一两，同研不见星，铺于铁器内，以小乌盆覆之，盐泥封固盆口，以炭打三炷香，取开，则粉升于盆上矣。

银朱

辛，温，有毒。多以黄丹及矾红杂之，其色黄黯，宜辨之。真者谓之水华朱，即光明朱也。

升炼银朱法：用石亭脂二斤，新锅内镕化，次下水银一斤，炒作青砂头，炒不见星，研末罐盛，石版盖住，铁线缚定，盐泥固济，大火煅之，待冷取出，贴罐者为银朱，贴口者为丹砂。今人多以黄丹及矾红杂之，其色黄黯，宜辨之。真者谓之水华朱，每水银一斤，烧朱一十四两八分，次朱三两五钱。

附：造朱锭法：用光明朱细研，水飞澄清，擗去水，用秦皮、栀子、皂角各一分，巴豆一粒，去皮，黄明胶半两，同煎汁，和银朱作锭子，阴干任用。造雌黄锭法：药汁皆如上所述，用雌黄为之，雌黄色如金，又似云母，甲错可拆。今货者误以藤黄充之，非是。

附：作印色法：真麻油半两许，入蓖麻子十数粒，捶碎，同煎令黄黑色，去蓖麻，将油拌揉熟艾，令干湿得所，然后入银朱随意少许，色红为度，更不须用帽纱生绢之类衬隔，自然不沾塞，印文而不生白醭，虽十年不炽。一法：用蜜最善者，纸素虽久，色愈鲜明。

炉甘石

甘，温。其块大小不一，状类滑石，松如石脂，亦粘舌。色白者为上。凡用，以炭火煅红，童子小便淬七次，水洗净，研粉，水飞过，晒用。

《物理小识》云：倭铅非矿铅也，乃炉甘石泥罐火炼而成者，与铜收伏入火，即成烟飞去。

琥珀

甘，平。用水调侧柏子末，安瓷锅中，同珀煮之，捣粉，筛用。

按：谢在杭曰：昔人谓松脂堕地，千年为琥珀。又云，是枫木之精液多年所化，恐皆未必。然中国松、枫二木不乏，何处得有琥珀？而夷中产琥珀者，岂皆松岭枫林之下乎？此自是天地所生一种珍宝，即他物所变化，孰得而见之。又如水晶，云：十年老冰所化。果尔，则宜出于北方冱寒之地，而南方无冰，却有水精，可知其说之无稽矣。在杭此论，可破方士诸不经谲谬之谈矣。如千年雄黄化黄金，磁石二百年孕而成铁之类，注《本草》者相承引用，莫有觉其妄者。明理之士皆可以一笑而挥之，政不必深与辨也。琥珀产北国地方，其生处满山皆是，旁无草木，锤破可取。亦出萨摩州，即今人误名熏陆者。

云母

甘，平，有小毒。入药用轻薄，色白，层层通透者为上。云母一斤，盐一斗，渍之铜器中，蒸一日，臼中捣成粉。或云母一斤，白盐一升，同捣细，入重布袋揉之，沃令盐味尽，悬高处，风吹自然成粉。泽泻为使，恶徐长卿，忌羊血，畏鮀甲及流水，制汞，伏丹砂。

紫石英

甘，温。色紫，质莹彻，随其大小长短，皆有五棱，两头如箭镞，比白者更胜。火煅，醋淬七次，研末，水飞过，日中晒干，入丸散用。长石为使，畏扁青、附子，恶鮀甲、黄连、麦句姜。服食紫石英乍寒乍热者，饮酒良。

五色石英，皆石之似玉而有光莹者，诸山多有之。俗以白色若水精者，名水精石。

朱砂

甘，微寒。形如箭镞，透明者佳。研末极细，水飞用。忌火，畏磁石、咸水。

辰砂，今市人往往和银朱以饰其色，入药须先以水漂去银朱，然后细研，水飞用。

寇宗奭曰：今有水银烧成丹砂，医人不晓，往往误用，不可不谨。

雄黄

辛、苦，温，有毒。形块如丹砂，明彻不夹石，其色如鸡冠者真。有青黑色而坚者名熏黄，有形色似真而气臭者名臭黄，并不入服食，只可疗疮疥。其臭以醋洗之便去，足以乱真，不可不辨。捣如粉，水飞，澄去黑者，晒干，再研用。

石膏

甘、辛，大寒。有红、白二色，红者不可服。白者洁净，细文短密如束针，正如凝成白蜡状，松软易碎，烧之即白烂如粉。捣粉，生甘草水飞过，澄晒。虚人煅用，或糖拌炒，则不妨脾胃。鸡子为使，恶莽草、巴豆、马目毒公，畏铁。

滑石

甘、淡，大寒。白如凝脂，极软滑，宜入药。刮净，研粉，水飞，晒干用。石韦为使，恶曾青，制雄黄。

赤石脂

甘、酸、辛，温。以理腻、粘舌缀唇者为上。研细，水飞过三度，晒干用。亦有火煅，水飞者。畏芫花、黄芩、官桂，恶大黄、松脂。

无名异

甘，平，咸，寒。黑褐色，大者如弹丸，小者如黑石子。研细，水飞用。伏硫黄。

石钟乳

甘，温，有毒。鲜明，薄而有光润，似鹅翎筒子者为上。置银器中，水煮三日夜，色变黄白，换水再煮，其水色青不变，即熟无毒矣。研腻，水飞用。蛇床为使，恶牡丹、玄石、牡蒙，畏紫石英、蘘草，忌羊血。《相感志》云：服乳石，忌参、术，犯之多死。

范成大《桂海志》云：钟乳，桂林接宜融山中洞穴至多，胜连州远甚。余游洞亲访之，仰视石脉漏起处，即有乳床如玉雪，石液融结所为也。乳床下垂，如倒数峰，小山峰端渐锐，且长如冰柱，柱端轻薄，中空如鹅管，乳水滴沥未已，且滴且凝，此乳之最精者，以竹管仰盛折取之。炼治家又以鹅管之端尤轻明，如云母爪甲者为胜。

浮石

咸，平，大寒。

石灰

辛，温，有毒。有风化、水化二种：风化者，取锻了石，置风中自解，此为有力；水化者，以水沃之，热蒸而解，其力差劣。入药惟用风化不夹石者良。

石灰，烧青石为之。今出近江州者为真，入药可用之。摄津州来者，皆是蛤灰也，俗通名石灰，不可因名迷实也。

代赭石

苦，寒。以赤、红、青色如鸡冠，有泽，染爪甲不渝者为良。煅赤，以醋淬三次或七次，研细，水飞过用。干姜为使，畏天雄、附子。

青礞石

甘、咸，平。有青、白二种，以青者为佳。坚细而青黑，打开，中有白星点，煅后则星黄如麸金。其无星点者不入药用。用大坩锅一个，以礞石四两打碎，入硝石四两拌匀，炭火十五斤簇定，煅至硝尽，其石色如金为度，取出研末，水飞，去硝毒，晒干用。

花蕊石

酸、涩，平。体至坚重，色如硫黄，形块有极大者，人镌为器用。黄石中间有淡白点，以此得花之名。以罐固济，火煅过，出火毒，研细，水飞，晒干用。

胆矾

酸、辛，寒，有毒。其状如翠琉璃而有白文，易破折者真。研极细末用。水英为使，畏白薇、芫花、菌桂、牡桂、辛夷。

《图经》云：石胆最上，出蒲州，大者如拳，小者如桃、栗，击之纵横解，皆成叠文，色青，见风久则绿，击破其中亦青。其次出上饶、曲江，铜坑间者，粒细有廉棱，如钗股、米粒。《本草》云：伪者以醋揉青矾为之，全不然，但取粗恶石胆，合硝石销溜而成之。块大，色浅，浑浑无脉理，击之则碎，无廉棱者是也。又气扶石者，乃削取石胆床溜，造时投硝石中乃凝，则相著也。

食盐

咸、微辛，寒。须以水化，澄去脚滓，煎炼白色，入药乃良。漏芦为使。

青盐

甘、咸，寒。其形作块，方圆大小不常。方棱，明莹，青色者佳。

芒硝

咸、辛，大寒。朴硝生于斥卤之地，彼人刮扫煎汁，经宿结成，状如末盐，犹有沙土猥杂，须再煎炼入药。以朴硝一斤、水二碗，同入锅内溶化，掠去油腻，其水将细布或缣子滤去滓脚，用萝卜一斤切厚片，同硝水入锅内，煮数十沸，捞去萝卜，再隔厚纸三重滤过，令滓去净，放瓦盆内，星月下露一夜，则结成白硝，如冰如蜡，名之盆硝；其底多而上面生细芒如锋，谓之芒硝；底少而上面生牙如圭角，作六棱纵横，玲珑洞彻，可爱，谓之马牙硝；状如白石英，又名英硝；二硝之底则通名朴硝；取芒硝、英硝，再三以萝卜煎炼，去咸味，即为甜硝；以二硝置之风日中，吹去水气，则轻白如粉，即为风化硝；以芒硝、英硝同甘草煎过，鼎罐升煅，则为玄明粉。石韦为使，恶麦句姜，畏三棱。

制玄明粉法：用白净朴硝十斤，清水一桶，煎化去滓，星月下露一夜，去水取硝，每一斤用萝卜一斤，切片，同煮熟，滤净，再露一夜，取出。每硝一斤，用甘草一两，同煎去滓，再露一夜，取出，以大沙罐一个，筑实盛之，盐泥固济，厚半寸，不盖口，置炉中以炭火十斤，从文至武煅之，待沸定，以瓦一片盖口，仍前固济，再以十五斤顶火煅之，放冷，一伏时取出，隔纸安地上，盆覆三日，出火毒，研末，每一斤入生甘草末一两，炙甘草末一两，和匀，瓶收用。

蓬砂

甘，凉，微咸。有二种：西戎者，白如明矾；南番者，黄如桃胶。制汞。

寇宗奭曰：南番者，色重褐，其味和，入药其效速。西戎者，其色白，其味焦，入药其效缓。

硫黄

酸、咸，大热，有毒。以萝卜剜空，入硫合定，糠火煨熟，以紫背浮萍同煮过，皂荚汤淘去黑浆。曾青为使，畏细辛、飞廉、朴硝、铁、醋。中其毒者，惟煎黑锡汤，及食冷猪血、甘草汤可解。

市家有鹰眼、鸬鹚眼，火口品目，鹰眼最为上，鸬鹚眼次之。

白矾

酸，寒。明亮者佳。煅干汁者谓之枯矾，不煅者为生矾。甘草为使，恶牡蛎，畏麻黄。

绿矾

酸，凉。深青莹净者即为青矾，煅过变赤则为绛矾。

水之属

地浆

甘，寒。即掘黄土地作坎，深三尺，汲新水搅浊，取清用之是也。

浆水

即酸浆也。甘、酸，微温。炊粟米热，投冷水中，浸五六日，生白花者是也。若浸至败者，害人。不可同李食，妊妇戒之。

火之属

艾火

宜用阳燧火珠承日，取太阳真火。其次则钻槐取火为良。若急卒难备，即用真麻油灯亦可，其余不可用也。

雷火神针

用熟艾末二两，乳香、没药、穿山甲、硫黄、雄黄、草乌头、川乌头、桃树皮末各一钱，麝香五分，为末拌艾，以厚纸裁成条，铺药艾于内，紧卷如指大，长三四寸，收贮瓶内，埋地中七七日取出，用时于灯上点着，吹灭，隔纸十层，乘热针于患处，热气直入病处，其效速。忌冷水。一方：用猪牙皂角、威灵仙、细辛、羌活、白芷、川芎、川乌头、草乌头、沙苑蒺藜、藁本、天麻、苍术、独活、良姜、官桂、雄黄、乳香、没药各等份，麝香少许为末，用熟艾薄铺绵纸上，少以药末掺艾上，卷作条子如筋大，长五寸，遇痛针之，其效如神。

土之属

伏龙肝

辛，热。即灶中对釜月下黄土也。取经十年以来，灶额内火气积久，掘深一尺，色如紫瓷者，研细，水飞用。

百草霜

辛，温、平。此乃灶额黑烟也。其质轻细，故谓之霜。

墨

辛，温。惟须以松烟、栌皮汁为之，方可入药，以油烟及桐油烟、石油烟造之者，其光虽黑，有害，皆不可用也。年远烟细者为佳。粗者勿用。

顾元交曰：凡血证氾溢妄行，须烧松熏烟所作之墨，世所货卖为中下之品者皆是。若油烟则为上品，反不宜于入药也。水研服能止血，酒研温服能行血，童便研则凉血。

附　录

髭发

用少壮无病男女梳下乱发，温水、肥皂洗油垢极净，又用清水洗净肥皂气，晒干，入罐火煅，冷，研用。

童便

童男者良。取便白如雪者用。

番药有密伊辣，从西洋来，消瘀血，治折伤之外，殊少他
用。彼中有力者，死皆殓以石函，仍满用诸香水液壅尸，镌年月
于棺瘗之冈原上，经久香液窜入，形肉不朽。夷人掘冢取其尸以
为药，谓之密伊辣。虽彼中常难得之物也。近闻有海贾载一尸完
全者，来于肥之长崎，蒙以白叠布，木匣三重藏之，甚谨，谓此
乃出七百年上，其色黑光，形体宛然，犹如可认，岂非香液养尸
之力耶。剔其肉，摩之掌中润软，烧之，气如乳香、松脂之类。
陶九成《辍耕录》所载木乃伊，盖此物也。陶言愿舍身济世，澡
身啖蜜。与今之所说有少不同。陶亦依据传闻，未深究其实也。
又有出伪造者，每岁番贾将来，皆以人肉及马、牛肉熬焦，和以
诸木脂泪，云唐·陈藏器本草所收质汗，即此类也。其说曰质
汗，出西番，煎柽乳、松泪、甘草、地黄并热血成之。消恶血，
下血气，金疮伤折，瘀血内损，并以酒消服之，亦敷病处。番人
试法，以小儿断一足，以药纳口中，将足踏之，当时能走者良。
呜呼！残伤人之肢体，而定其药之臧否可乎？甚哉不仁也！二物
功用俱相似，而未始有如兜水灵香可能起疫矣。今世之人误谓密
伊辣可以拯危却死，往往服饵或用之，虚赢之疴皆为害乎，人亦
有至死而不悟者，纵此物有返魂延年之用，岂以人啖人哉！《本
经》所列，人身惟髭发一种而已。后世方技之士，至骨、肉、
胆、血咸称为药，违道灭理，莫此为甚，今取人身中曾经医方采
用，无害于义者，附见于此。因论及其可辟者如此。

物产目录

　　山林川谷，丘陵沛泽，必有所产。其物皆上所以广国家之用，下足以资万民之生。有志起天下利者，亦所当致意也。然世罕得而识为故，虽嘉木艳草，奇鸟怪兽，玉石珍瑰，精华之所结，阴阳之所秀者，皆销藏委翳于穷崖绝壑之间，而历千百年，莫或稍试于用，甚可叹也。余尝欲据其所见。著一书，以就正于当代通人，而困于世故，厥图未遂。然自恨黯浅寡昧，自非更读数万卷书，涉数千里路，未便可率尔下笔也。今聊就闻见之所能，及集其汉名可征者，列纪于下。

　　　　　　　　　　　　　元禄五年三月谷旦稻义书于经正居

物产目录

谷之属

粳米　糯米　香子稻　秈　大麦　小麦　礦麦　荞麦　稷　黍　蜀黍玉蜀黍　梁　粟　秫　穆　稗　巨胜　油麻　大麻　薏苡（二种）　罂子粟雀麦　燕麦　狼尾草　蒳荳　丹黍　藾珠　回回米　莠草　旱稗　郁麦　罂子粟　山禾　菰米

菽之属

黑大豆　黄大豆　赤小豆　白豆　黄豆　绿豆　穞豆　豌豆　蚕豆　豇豆　扁豆　刀豆　狸豆　青豆　劳豆　胡芦巴　香珠豆　紫罗豆　僧衣豆梅豆　料豆　十八豇

蔬之属

韭　山韭　葱　茖葱　水晶葱　薤子　蒜　科葱　葫　生姜　茼蒿　芸苔　菘　芥　皱叶芥　白芥　芜菁　莱菔　水萝卜　杨花莱菔　胡荽　胡萝卜　水芹　白鼓钉　马芹　小茴香　罗勒　菠薐　夏菘菜　蓁菜　荠　菥蓂　蘩缕　鸡肠　苜蓿　苋　花苋　野苋　马齿苋　苦菜　白苣　莴苣　水苦荬　翻白草　蒲公英　黄花菜　落葵　戴菜　蕨　薇　灰藋　藜　牛蒡　番椒　紫苏　回回苏　荆芥　蘘荷　卷菜　葵　地肤　款冬　苦芺　水蓼　香蓼　紫蓼　蒟蒻　连禅芋　青芋　紫芋　落花生　薯蓣　掌薯　朱薯　蒿蒌　百合　蒪菜　草石蚕　笋　紫花儿　泥胡菜　辣米菜　剪刀股　水菜　紫茄　银茄　水茄　悬瓠　匏　壶卢　冬瓜　南瓜　越瓜　胡瓜　天罗　菜瓜　金鹅蛋　荅　蕈　荸荠　慈菇　昆布　濡苔　紫菜　石尊　石花菜　鹿角菜　龙须菜　虎栖菜　赤菜　线菜　海苔　猴葵　羊栖菜　裙带菜　蛎菜　索菜　石发　紫芥　山苦荬　青蓼　接续草　溪菜　莳萝　红皮萝卜　箭干菜　紫苣　楼葱　鸡儿肠　大巢菜　元修菜　苦瓜　茄莲　鹅肠　雀舌草

果之属

李　杏　梅　鹤顶梅　桃　毛桃　十月桃　栗　板栗　莘栗　大枣　枣　消梨　乳梨　棠梨　海棠　木瓜　木桃　蛮楂　榲桲　山楂　奈　林檎　方柿　八棱柿　搭柿　著盖柿　杵头柿　椑柿　丁香柿　安石榴　乳柑　真柑　佛手柑　馒头柑　橙　金枣　金豆　黄橘　包橘　大柚　小柚　枸橼　枇杷　杨梅　樱桃　郁李　卢都子　木半夏　银杏　胡桃　山胡桃　榛　橡　槲　�櫖　櫖　海松　槟榔　无花果　枳椇　秦椒　蜀椒　崖椒　寿星桃　盐麸子　金杏　茗　土常山　甜瓜　西瓜　蜜李　黄蜡李　葡萄　蘡薁　甘蔗　莲　菱　蝙蝠菱　芡　茅栗　消梅　冬梅　青梨　鹿梨　猕猴桃　龙眼　楸子　櫰子　吴茱萸　蔺子　蜜罗柑　朱橘　石楮　苦楮　甜楮　壶枣　火珠　楝　白杨梅　紫葡萄

草之属

甘草　黄芪　沙参　荠苨　桔梗　黄精　葳蕤　知母　天麻　白术　苍

术　狗脊　贯众　巴戟天　远志　百脉根　仙灵脾　玄参　地榆　紫草　白头翁　白及　三七　黄连　柴胡　前胡　防风　贝母　羌活　细叶沙参　苦参　白鲜　山慈菇　石蒜　铁色箭　水仙　白茅　菅茅　黄菅　芭茅　石苁　龙胆　细辛　杜蘅　及已　徐长卿　平地木　阴地厥　当归　蘼芜　大叶芎　蛇床　白芷　芍药　草芍药　牡丹　木香　马蹄香　薰草　红豆蔻　郁金　鬼督邮　三棱　香附子　藿香　兰草　山兰　泽兰　益母草　马兰　香薷　石香茅　九牛草　薄荷　赤车使者　积雪草　白苏　水苏　荠苧　菊　艾　茵陈蒿　青蒿　黄花蒿　白蒿　牛尾蒿　酸桶草　角蒿　牡蒿　茺蔚　夏枯草　刘寄奴　丽春草　旋覆花　青葙子　鸡冠花　红蓝　大蓟　小蓟　续断　歪头菜　桃朱术　飞廉　苎麻　苘麻　蠡实　枲耳　天名精　豨莶　芭蕉　麻黄　木贼　地黄　牛膝　紫菀　麦门冬（三种）　萱草　淡竹叶　威灵仙　木绵草　鸭跖草　蜀葵　锦葵　兔葵　黄蜀葵　龙葵　防葵　淡色菇　酸浆　龙珠　鼠曲草　决明　瞿麦　剪春罗　王不留行　金盏草　女菀　狗舌草　马鞭草　迎春花　狗尾草　蛇含　莔藋　车前（二种）　蓝　鹿蹄草　马蓼　荭草　石龙刍　海根　白屈　神草　萹蓄　荩草　白蒺藜　黑蒺藜　地杨梅　水杨梅　地蜈蚣　紫花地丁　半边莲　山蒮豆　羊蹄　酸模　鬼针草　石龙芮　三白草　谷精草（二种）　鳢肠草　白前　灯心草　芦　葵　帘　大黄　商陆　山茱萸　狼牙　大戟　泽漆　续随子　蓖麻　蒾柿　草乌头　仙人掌草　天南星　斑杖　山芹菜　半夏　射干　鸢尾　玉簪　凤仙　荨麻　牛扁　毛茛　毛建　曼陀罗花　格注草　菟丝子　五味子　蓬蘽　蔷薇叶蓬蘽　树莓　小麦莓　县钩子　蛇莓　马兜铃　合子草　牵牛子　旋花　紫葳　瓜蒌　王瓜　葛　何首乌　天门冬　草薢　菝葜　海金沙　茜草　防己　通草　钓藤　白英　野葛　萝藦　女青　白蔹　乌蔹莓　葎草　络石　石血　地锦　木莲　田麻　忍冬　蓬子菜　南藤　藤蓼　紫藤　泽泻　蕲草　龙舌草　菖蒲　白菖　香蒲　麠舌　水萍　苹　萍蓬　鹥鹕菜　马藻　海藻　石斛　红茂草　石韦　瓦韦　金星草　石长生　景天　戒火　狮子耳　螺厣草　酢浆　秀墩草　草血竭　崖棕　凤尾草　金鸡脚　万缠草　陟厘　井中苔　船底苔

94

石蕊　地衣　垣衣　屋游　土马骏　乌韭　卷柏　玉柏　石松　桑花　艾纳
扛版归　水鳖　钱蒲　水竹叶　蜈蚣苹　牛尾蕴　鸡眼草　鸦葱　候潮草
水葱　金盏菜　绵枣儿　麦蓝　苦麻苔　雀瓢　麝香　霸王树　粉条儿　细
叶菖蒲　老鹳筋　羊屎柴　水烛　漆姑草　狼把草　百蕊草　地柏　大蓼
常春藤　翠云草　白薇　苦蘵　蚕兰草　水马齿　紫背天葵　割田蔍　耨田
蔍　映山红　千年蒕　桃叶珊瑚　绰菜　水栗　水葫芦　竹荚菜　兔儿伞

木之属

侧柏　松　茯苓　杉　紫礦木　桂　木犀　木兰　辛夷　乌药　樟　钓
樟　柏木　朴　杜仲　椿　火楝　漆　梓　楸　紫桐　白桐　梧桐　油桐
海桐　青皮楝　欀槐　槐　檀　荚蒾　栟　合欢　皂荚　肥皂荚　无思子
栾华　婆罗得　榉　杨柳　杨　桎　白杨　木桃儿　榆　椰榆　棕榈　虎刺
相思子　铁蕉　白桑　杂桑　楮　构　构橘　栀子　酸枣　山矾　山茱萸
金樱　女贞　冬青　枸骨　卫矛　南烛　五加　枸杞　枸棘　蔓荆　紫荆
木槿　木芙蓉　山茶　蜡梅　石南　黄杨　卖子木　接骨木　楤木　瑞香
连翘　芫花　蜀漆　羊踯躅　鼠莽　云实　萱实　月季花　桑寄生　松寄生
榴　柞木　杜松　罗汉松　凤尾松　五须松　山茶料　加条　丹青树　铁树
密蒙花　宫柳　蒲葵　金刚子　二色桧　菩提树　蚊子树　桧　罗汉柏　强
水　金松　刺柏　落叶松　御柳　白松　千枝柏　孔雀松　婆罗树　矮桧
杞柳　直脚黄杨

竹之属

护基竹　斑竹　紫竹　金竹　凤尾竹　水竹　箭竹　绵竹　秋芦竹　梭
竹　攒竹　闪竹　金丝竹　人面竹　箬竹　扶竹　箪竹　苦竹　甘竹　虫竹

鳞之属

鲤鱼　石斑鱼　鲻鱼　白鱼　带鱼　鲳鱼　鲫鱼　鲕鱼　鲈鱼　杜父鱼
鲦鱼　鲙残鱼　鱵鱼　金箍鱼　鳗鲡鱼　鳣　鳢鱼　鱿　箭鳗　鮠鱼　鲵鱼
黄颡鱼　河豚　海豚鱼　鲽鱼　箸鱼　鲛鱼　乌贼　花枝　锁管　章鱼　石
拒　海鹞鱼　鱼虎　海蛇　龙虾　虾　青龙　苗虾　海马　虾姑　过腊鱼

95

海鳅　戴帽鱼　弹涂鱼　沙与　敏鱼　涂龙　马鲛　梭鱼　黄稽　棘鬣鱼
乌颊　赤鬃　方头　溪鳢　火鱼　竹麦　沙蠚　海牛　海燕　鳀鱼　银鱼
朱鱼　萃脐鱼　竹夹鱼　斑鱼　锯鲨　狗鲨　胡鲨　吹沙　赤尾虾　泥虾
蚕虾　草虾　白小　丁斑　赤鱼　黄鲴鱼　海参　石镜　龙涎香　石伏鱼
猾狗鱼　金丝鳗鲡　猴染　黑魟鱼　黄貂鱼　文鳐鱼　鳝鱼　和尚鱼　水唐
海母　章花鱼　涂蟳

介之属

水龟　海龟　绿毛龟　彭蜞　稻蟹　石蟹　蚍蟥　桀步　蟻　鲎　牡蛎
蚌　蚬　真珠　石决明　海蛤　文蛤　蛤蜊　蛏　车渠　魁蛤　贝子　紫贝
石蚹　淡菜　田蠃　蜗螺　寄居虫　海月　海镜　即君子　蟛　江桡　石蜌
海胆　西施舌　花螺　红螺　朗光　钻螺　刺螺　竹蛏　石磷　白蛤　石蛇
米螺　马刀　乌蜷　黄蛎　蓼螺　马蹄螺　吹螺　紫蛤　秦龟　鼋　鳖　沙
蟹　招潮　彭蟳　芦虎

羽之属

鹤　灰鹤　鹳　阳鸟　鸫鸳　鹅　雁　鸿　白雁　天鹅　鹜　凫　鹒鹏
鸳鸯　鹨鸷　鸿　鹭　白鹤子　红鹤子　鸥　鹦鹉　鸬鹚　翡翠　鱼狗　长
尾鸡　鹌鸡　矮鸡　乌骨鸡　鹗雉　鸬雉　鸽鹦　锦鸡　白鹇　竹鸡　鹜雉
鹑　鹬　鸽　突厥雀　雀　蒿雀　巧妇鸟　燕　胡燕　伏翼　鸎鼠　斑鸠
青鹤　鸣鸠　桑扈　鸜鸽　剖苇　水鸡　莺　啄木鸟　慈鸟　乌鸦　杜鹃
黄雀　山啄木　画眉　白头公　白雀　金翅　绣眼儿　告天　雪姑儿　山胡
白鹅鸟　樱桃鸟　山鸟　拂河　猫头鹰　鸥鹐　鸮鹏　鹰　鹏　鹘鹰　鹞子
白鹰　鹊　漫画　信天翁　鹈鹕　鱼鲛　鳷　鹓鸠　十二红　十二黄　桃雀
馋鸟　白鸟　白燕　冠凫　沈凫

毛之属

豕　狗　羬　羊　牛　马　果下马　熊　罴　野猪　羚羊　鹿　麋　猫
狸　狐　白狐　獝　豺　狼　兔　白兔　水獭　猵獭　海狗　鼠　鼲鼠　貂
鼠　鼬鼠　鼳鼠　黄鼠　香鼠　猕猴　果然　海豹　拂菻狗　金丝狗　山猫

蒙颂　松鼠　水鼠　白鼠　貜　鼸鼯　汇

虫之属

蜂蜜　蜜蜡　蜜蜂　土蜂　大黄蜂　露蜂房　竹蜂　赤翅蜂　螺蠃　虫白蜡　五倍子　螳螂　雀瓮　蚕　石蚕　枸杞虫　茴香虫　蛱蝶　鬼车　蜻蛉　马大头　赤卒　绀蚕虫　胡黎　樗鸡　斑蝥　蜘蛛　蟢子　草蜘蛛　壁钱　土蜘蛛　水蛭　草蛭　蚁　马蚁　蚍蜉　蝇　蛆　蝇虎　狗蝇　慕光　牛虱　人虱　蛴螬　木蠹虫　马蛕　蟋姑　茅蛕　蛲螂　蜉蝣　天牛　独角仙　蝼蛄　萤火　衣鱼　鼠妇　䗪蠊　行夜　灶马　蛊螽　吉丁虫　蟒蠓　蝘蜓　叩头虫　木蚕　䗪蚕　蚊子　蚋子　孑孓虫　竹虱　蟾蜍　石轮　青龟　金线龟　蜈蚣　马陆　蠼螋　蚰蜒　蚯蚓　蜗牛　蛞蝓　水龟　水蕈　蚨虫　蛄蟖　尺蠖　土蛊　雨鬼　龙盘鱼　守宫　水龙子　银蛇　乌蛇　水蛇　花蛇　海蛇　蝮蛇　青竹蛇　橘蠹　剪头虫　白颈蛇　钱驼儿　砑虫　窜虫　刺螫　结草虫　独脚蜂　土鸭　虾蟇　颠当

金石之属

金　银　赤铜　自然铜　铄石　铜青　银朱　铅　铅霜　铅丹　密陀僧　锡　古镜　砂铁　钢铁　紫金　青铜　锗石　琥珀　璺珀　宝石　水精　琉璃　云母　白石英　紫石英　方解石　滑石　孔公孽　石钟乳　石胆　石炭　石灰　浮石　慈石　空青　石绿　金刚钻　砥石　白石　温石　石蛇　食盐　硝石　石硫黄　矾石　绿矾　试金石　石花　石柏　雷斧　花纹石　松石　明镜石　大一余粮　箭镞石　石麻　石棋子　木叶石　石版　瓜子金　麸金　锭铁　饴盐　硝子　紫石　青石　绿石　赤石脂　橐钥砂

土之属

白善　石脑　黄土　赤土　黑壤　煤炭　猛火油　地溲　仰天皮　鬼矢

花之属

幽兰　独头兰　千日红　桂兰　紫兰　燕子花（数种）　紫菖蒲（数种）雨久花　紫鹤　玉蝴蝶　秋牡丹　睡莲　朝日莲　玉玲珑　桃金娘　铁杆蒿

剪夏罗　碎米荠　山丹　兰地锦　十姊妹　荼蘼　美人蕉　菊（多种）　寒菊　夏菊　牡丹（其种滋多）　芍药（多种）　昙花　雁来红　十样锦　滴滴金　西番葵　绶草　五月翠菊　戎葵（多种）　木香花　佛见笑　金线草　垂丝海棠　金沙罗　金钵盂　紫薇花　紫木兰　玉兰花　桢桐　臭梧桐　玉楼春　棣棠花　金碗喜水　舜英　千叶槿　石岩花（多种）　杜鹃花　秋海棠　吉祥花　西番莲　鹰爪　滚绣球　绣球花　随军茶　粉团　铁线莲　遍地锦　日丹　宝珠（多种）　茶梅（数种）　玛瑙茶　麻叶　红梅　玉蝶　昭水梅　瑶仙桃　碧桃　美人桃　日月桃　鸳鸯桃　宝珠榴　黄榴花　春桂　宫人草　金萱花　剪金罗　剪秋纱　洛阳花　千叶杏　品字莲　立头莲　千叶莲　碧莲　鸡冠花　扫帚　扇面　二乔　缨络　寿星　软条　黄踯躅　紫踯躅　金钱　银钱　丹桂　滇茶　连珠香　石榴红　重叶海棠　山海棠　天香　麝香　石兰　四季萱花　牙春　长春　鸡麻　野西瓜　鱼儿牡丹　绿萼梅　品字梅　黄香梅　朱梅　单瓣红梅　杏梅　早梅　鸳鸯梅　绛桃　胭脂桃　绯桃　八仙花　玉梅　玉带　千叶李花　柳叶菜　打碗花　上元红　山蔓菁　白花兰　锦边莲　红莲　青莲　洒金莲　地涌金莲　观音莲　扶桑　小莲翘　白榴花　矮栀子花　锦带花　拒霜花（多品）　刺蘼　锦被堆　结香花

菌之属

松蕈　香蕈　麦蕈　黄蕈　胭脂菇　扫帚菇　鸡纵　蘑菇蕈　石耳　木耳　地耳　笑矣乎　鬼盖　朝菌　地芩　竹肉　芝　马勃　石灰菇　寄生

元禄十五年壬午五月吉日　平安书坊　大和屋重左卫门绣梓